U0038794

常见皮肤病 CHANGJIAN PIFUBING
中草药外治 ZHONGCAOYAO WAIZHI

三明市卫生健康委员会
三明市皮肤病医院 编

海峡出版发行集团 福建科学技术出版社
THE STRAITS PUBLISHING & DISTRIBUTING GROUP | FUJIAN SCIENCE & TECHNOLOGY PUBLISHING HOUSE

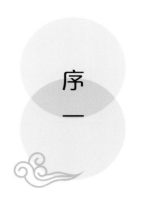

序一

　　习总书记指出：中医药是中华民族的瑰宝，一定要保护好、发掘好、发展好、传承好。传承岐黄薪火，弘扬杏林国粹，深入发掘中医药宝库中的精华，充分发挥中医药在防病治病的独特优势和作用，是深入推进三明医改题中应有之义。

　　《常见皮肤病中草药外治》一书，以"普及医疗、方便患者"为宗旨，承先贤之经验，融古今疗法和现代医学于一体，遴选50余种皮肤科常见病、100余种草药，注重科学性、知识性、实用性，医中有药，药中有医，医防结合，辨证得当，效如桴鼓，相信读者能够从中受益。

　　三明市皮肤病医院全体员工齐心协力，在第六批全国老中医药专家学术经验继承工作指导老师宋纬文悉心指导下，几易其稿，即将付梓。谨以此为序，衷心感谢他们的艰苦努力和辛勤付出。

三明市人民政府副市长　张元明

2021 年 3 月 29 日

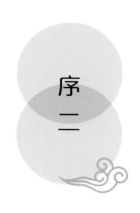

序二

　　在新冠肺炎疫情肆虐全球的时候，中医药为中国疫情防控做出了积极贡献。张良主任医师擅长中医皮肤病学，长期在临床一线工作，积累了丰富的中草药治疗皮肤病的经验，他很希望借助于本书，把祖国医学的精华和民间单方验方治疗皮肤病的经验体会分享给广大医务工作者和百姓。

　　工作之余我细品了这本著作，其内容言简意赅，图文并茂，通俗易懂，实属精心打造。本书有几个亮点：一是临床表现部分按西医模式，表达直观准确，配上图片易于识别疾病；二是强调了预防与护理，这在皮肤病的治疗和康复过程很重要，同时也跟上了健康中国以预防为主的脚步；三是治疗方法简单易行，大多是常用药材，有的草药还可以自采，价格低廉，一定会受到老百姓的喜爱。

　　当然，疾病的治疗方法丰富多样，严格按照疾病诊疗指南和疾病的发生发展规律综合制定治疗方案，再结合中医中药，一定会取得良好的效果。

福建医科大学附属第一医院副院长、

教授、主任医师、博士生导师

程　波

2021 年春于福州

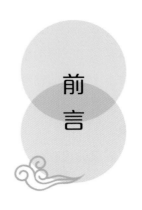

前言

　　中医药是中华民族瑰宝。中医药发展迎来了千载难逢的机遇。党的十八大以来，党中央、国务院高度重视中医药发展，习近平总书记对中医药工作多次作出重要指示批示，中医药发展上升为国家战略。在深化医改，推进医防融合，推动卫生健康高质量发展赶超中，三明市委、市政府高度重视中医药传承创新发展，为中医发展提供了新契机，三明市卫健委组织专家团队，系统发掘梳理常见皮肤病的中草药外治之法和民间验方，旨在弘扬中医药传统文化，巩固提升"国家中医药综合改革试验区"成果，切实把中医药保护好、发掘好、发展好、传承好，意义重大。

　　皮肤病作为人类最早认识的疾病种类之一，贯穿了整个中医药的发展史，皮肤病的外治之法古已有之、内容丰富、源远流长。早在周朝时期，将治疗皮肤病、肿疡、溃疡、金疮、折伤等统称为"疡医"；先秦时期的《五十二病方》一书中就有用烧灼法治疗"疣"（瘊子）的记载，还有治疗瘙痒的方药；汉代的《金匮要略》有使用黄连粉治疗"浸淫疮"（湿疹、湿疮）的记载；隋代巢元方所著的《诸病源候论》对疣、癣、疥、瘾疹（荨麻疹）等皮肤病进行了详细的描述。历代先辈在不断摸索和实践中总结出来的皮肤病外治技术具有很高的临床价值。

　　三明市地处福建西北部武夷山南麓，属于亚热带季风性湿润气候。作为客家先民南迁的重要中转站和客家人形成并繁衍生息的重要居住地，三明当地的先民自古就有使用中草药外治皮肤病的用药经验。新中国成立后，三明作为新兴工业基地，来自全国各地的建设大军齐聚这里，丰富充实了三明的中草药文化。本书在收集和发掘民间单验方时，既注重对本土资料的整理，也对各地用药经验进行筛选。《常见皮肤病中草药外治》不仅体现本地居民的健康养生理念，也包含三明域外民间用药经验。

　　健康的皮肤对一个人的外在形象、生活与交往影响非常大，当今社会高速发展，受环境变化、起居无常、精神压力增大等因素的影响，皮肤病的就诊人次逐年增加，而由于抗生素和糖皮质激素的滥用导致的难治性皮肤病越来越多，给皮肤病的治疗带来了新的挑战。本书编写过程中，坚持从中医药"简、便、廉、验"的特点出发，在参考古今文献的基础上，结合编者的临床经验，以传统中草药为根本，取内病之法，移于外病之用，选内治之药，组织外治之方。全书分为上篇和下篇两部分，上篇重点介绍病毒性、细菌性、真菌性、昆虫性、皮炎湿疹等50多种常见皮肤病，内容涵盖疾病的临床表现、预防与调护、中草药外治等；下篇侧重精选100余种皮肤科常用中药，对药物的药性、功效主治、用法用量等进行归纳总结，并附列治疗皮肤病的民间验方。全书各种皮肤病及中草药均附有图片，图文并茂，通俗易懂，实用价值高，可为医疗机构、读者运用中医药治疗皮肤病提供丰富的参考资料，特别是对基层医疗机构更具实用价值，对于提升中医药为民服务能力，增强群众对中医药的认可度、获得感，有着现实意义。

　　《常见皮肤病中草药外治》顺利出版发行，得益于三明市委、市政府的高度重视，得益于福建医科大学附属第一医院皮肤科和中医界许多同仁的大力支持，在此致以衷心的感谢。由于编者水平有限，加之时间仓促、篇幅有限，书中难免有疏漏和不当之处，敬请广大读者、专家批评指正。

编者

2021 年 5 月

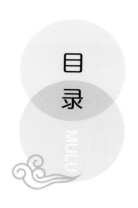

目 录

MULU

上 篇
临床与治疗

下 篇
常用青草药

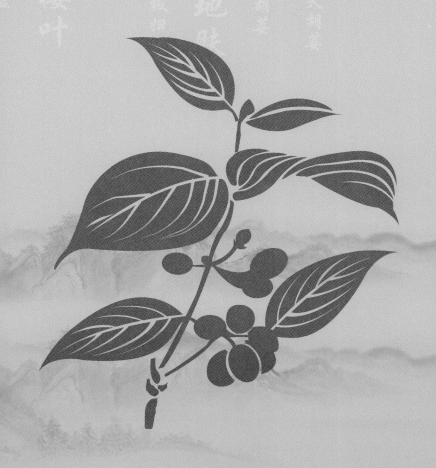

上篇
临床与治疗

单纯疱疹

单纯疱疹属于中医学"热疮""热气疮"范畴，是由单纯疱疹病毒（HSV）感染引起的皮肤病，以簇集性水疱为特征，有自限性，但易复发。

●临床表现

可分为原发型和复发型。

1.原发型主要发生在未感染过单纯疱疹病毒等人群，表现为疱疹性齿龈炎和口腔炎、疱疹性湿疹、新生儿疱疹等。小儿常伴有高热、局部淋巴结肿大。

2.复发型好发于口周、鼻腔开口周围等部位。初起皮疹灼热、瘙痒，继而出现红斑，成群水疱，逐渐演变为小脓疱，破溃后呈糜烂面，伴灼痛，干燥后结痂而愈。反复发作者多在原部位再发类似的皮疹。

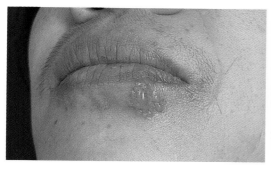 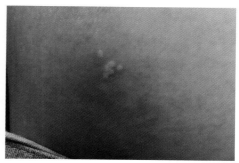

●预防与调护

1.饮食宜清淡，多食用新鲜蔬菜、水果，避免辛辣、刺激之品，保持大便通畅。

2.生活作息要有规律，不要过度劳累。常锻炼身体，增强机体抵抗力。

3.保持局部干燥清洁，防止继发感染。

4.平时要积极预防复发，反复发作患者应去除诱因。

●治 疗

1.黄柏15克，生地榆、板蓝根各10克，水煎冷敷患处，日2~3次，适用于水疱糜烂者。

2.马齿苋30克，水煎外洗或湿敷，日2~3次。

3.鲜半边莲30~60克，水煎外洗或湿敷，日2~3次。

4.水疱未破，可用三黄洗剂外涂；如意金黄散、黄连膏、青黛散（或调蜂蜜、凉开水）外搽。

5.紫草、生地榆各10克，研细末加氧化锌油膏，外涂日2~3次。

带状疱疹

带状疱疹属于中医学"缠腰火丹""蛇串疮"范畴，俗称"缠腰龙""飞蛇"，是由水痘－带状疱疹病毒（VZV）侵犯神经节及皮肤引起的急性疱疹性皮肤病。

● **临床表现**

春秋季多发，多见于成人，病程约2周。初起皮损为局部的皮肤潮红，进而出现多处集簇性的粟粒至绿豆大小的丘疱疹，迅速变为水疱，互不融合，疱周绕以红晕，疱壁紧张发亮，不易破裂，内容物清澈透明，成熟的水疱顶平或有凹陷。集簇性水疱群呈带状排列，沿单侧神经分布，一般不超过体表正中线。神经痛为该病的特征之一，皮损区常疼痛剧烈，痛如火燎，老年人尤甚，常留有后遗神经痛。

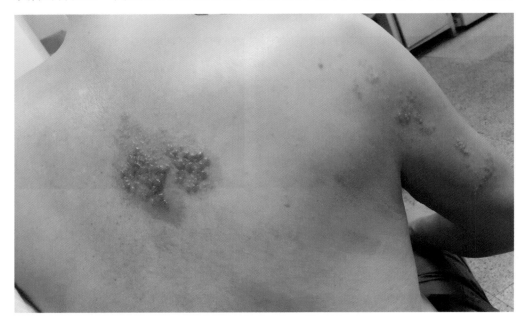

● **预防与调护**

1.饮食宜清淡，多食用新鲜蔬菜、水果，避免辛辣、刺激之品。

2.生活作息要有规律，保持心情愉快，不要过度劳累。常锻炼身体，增强机体抵抗力。

3.皮损部位保持干燥清洁，避免使用刺激性强的药膏，防止继发感染导致范围扩大或加重病情。

4.避免使用热水烫洗，衣裤宜宽松柔软，以减少摩擦刺激皮肤。

●治疗

　　1.板蓝根50克,龙胆草30克,牡丹皮20克,水煎外洗或湿敷,日1~2次。

　　2.生地榆、马齿苋各30克,水煎外洗或湿敷,日2~3次。适用于水疱破溃、糜烂者。

　　3.野菊花、生地榆、苦参各30克,紫草、蒲公英各20克,水煎外洗或湿敷,日1~2次。

　　4.马齿苋、紫草各30克,水煎外洗或湿敷,日1~2次。

　　5.鲜半边莲适量,冰糖或糯米酒少许,捣烂后敷患处,日1~2次。

　　6.鲜马齿苋适量,捣烂外敷,日1~2次。

　　7.雄黄或大黄适量,上药选择一种,研成细末用植物油调和外敷,日1~2次。

　　8.石灰粉50克,甘油20毫升,加入100毫升75%乙醇混合摇匀,涂抹患处,每日多次。

　　9.郁金、大黄、乳香、没药、赤芍、鸡血藤各15克,水煎外洗,日1~2次。适用于后期水疱干涸、结痂但疼痛不减。

　　10.金银花、蒲公英、苦参、大黄各30克,枯矾、荆芥、地榆、大青叶各20克,水煎湿敷,日1~2次。适用于水疱破溃、糜烂。

　　11.马齿苋、苦参各20克,黄柏、荆芥、防风、川椒、威灵仙各10克,水煎外洗或湿敷,日1~2次。

　　12.菟丝子200克,烘干研细末,加香油调成膏状备用。水疱处清洁消毒后将菟丝子膏外涂,日1~2次。

　　13.侧柏叶、黄柏、大黄各15克,赤小豆10克,研细末,加香油调和外用,日1~2次。

　　14.马齿苋60克,大青叶、蒲公英各30克,水煎外洗,日1~2次。

　　15.鲜仙人掌适量,除去表面小刺,捣泥后加入糯米粉或面粉调成糊状外敷,日1次。

　　16.龙胆草30克,雄黄10克,冰片3克,共研细末,加食醋适量调匀,局部皮肤消毒后外敷,日1~2次。

　　17.鲜扛板归100克,水煎外洗或湿敷,日1~2次。

　　18.生大黄、黄柏各30克,五倍子、芒硝各15克,共研细末,加凡士林适量调成膏状外敷,隔日1次。

扁平疣

扁平疣又称为青年扁平疣，属于中医学"扁瘊"范畴，多由HPV-3病毒感染所致。好发于青少年面部或手部。

●临床表现

为粟粒至绿豆大肤色、灰白色或灰褐色扁平丘疹，表面光滑，呈圆形、椭圆形或不规则形，散在分布或密集成群，经搔抓后自身接种传染成串珠状排列。一般无自觉症状，偶有轻痒。

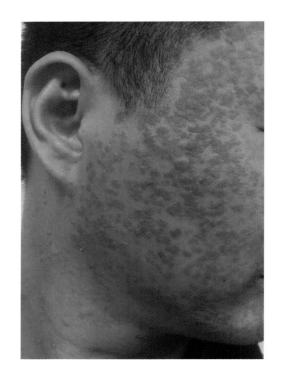

●预防与调护

1.避免搔抓，以防自身传染扩散。

2.少食辛辣、鱼腥发物。

●治 疗

1.马齿苋30克，紫草、板蓝根各15克，败酱草、大青叶、木贼、郁金、浙贝母各10克，水煎外洗，轻轻搓洗疣体使之微微发红，日2～3次。

2.木贼、板蓝根、马齿苋、白鲜皮、薏苡仁各30克，香附、苦参各20克，水煎洗涤患处至微微发红而不破皮为准，日2～3次。

3.板蓝根、半边莲、紫花地丁、薏苡仁各15克，水煎外洗患处，日2～3次。

4.大黄、木贼、香附、板蓝根各15克，水煎洗涤患处至微微发红而不破皮为准，日2～3次。

5.板蓝根、大青叶、马齿苋、薏苡仁等适量研末，水调糊状外敷，日2～3次。

6.凤尾草适量，烧灰存性，调茶油抹患处，日2～3次。

7.将柿叶适量，研成细末，加入凡士林搅拌呈膏状外搽，日2～3次。

寻常疣和跖疣

寻常疣属于中医学"千日疮""疣目"范畴，俗称"瘊子"，是人乳头瘤病毒感染引起的。跖疣是发生在足底或趾跖面的寻常疣。

● 临床表现

寻常疣好发于手指、手背等处，初起为针帽至粟粒大角质性丘疹，渐增大，呈圆形或多角形，表面粗糙不平、疣状或乳头样增生。发生在足底，因受压状态故隆起不明显，而呈斑块状扩大，表面粗糙，呈灰黄色或灰褐色，中央稍凹，周边绕以增厚的角质环。多个疣融合称镶嵌疣。用刀片削去皮疹角质层，中心有点状出血，系乳头血管破裂所致；周边见角质环与疣体的交界线。一般无自觉症状，疣体受压可有轻度疼痛。病程慢性，常迁延多年不愈。

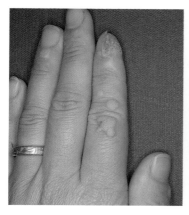
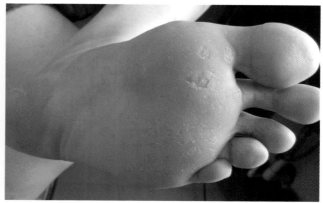

● 预防与调护

1. 寻常疣避免摩擦、挤压，防止出血。

2. 跖疣尽量穿宽松鞋袜，减少足部出汗；避免挤压、外伤出血或继发感染。

● 治 疗

1. 木贼、板蓝根、马齿苋、香附、苦参、白鲜皮、薏苡仁各30克，水煎外洗，日2～3次。适用于各种疣。

2. 板蓝根、山豆根各60克，水煎后待适宜温度(约40℃)浸泡患处10～20分钟，日2～3次。

3. 地肤子、明矾各30克，水煎外洗，日2～3次。

4. 蛇床子、地肤子、白鲜皮各30克，明矾15克，水煎外洗，日2～3次。

5. 鲜艾叶适量，洗净捣烂，用纱布包裹后搽皮损处，日2～3次。

水痘

水痘中医学同名，是由水痘－带状疱疹病毒引起的一种传染性极强的儿童期出疹性疾病，与带状疱疹为同一病毒所引起的两种不同表现的临床症状。

● 临床表现

出疹前可有低热、不适、厌食等前驱症状。皮疹首发于头、面和躯干，继而扩展到四肢，末端稀少，呈向心性分布。初起皮疹为红色斑疹和丘疹，继之变为透明饱满的水疱，24小时后疱液变浑浊并中央凹陷，水疱易破溃，2~3天迅速结痂。皮疹分批出现，痒感明显，在疾病高峰期可见到斑疹、丘疹、疱疹、结痂同时存在。黏膜皮疹还可出现在口腔、眼结膜等处，易破溃形成浅溃疡。轻型水痘多为自限性疾病，2周左右痊愈，全身症状和皮疹较轻。皮疹结痂后一般不留瘢痕。

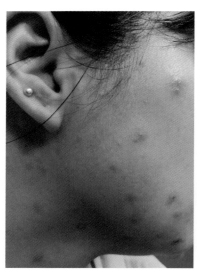 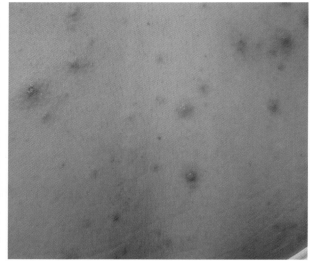

● 预防与调护

1.水痘传染性很强，发现水痘患者应立即隔离治疗至脱痂为止。对有接触的易感染者，建议隔离观察。

2.接种疫苗。

3.忌食辛辣、鱼腥之品；多食清淡易消化食物。

4.保持创面干燥，待痂皮自行脱落；避免搔抓、破溃、感染遗留瘢痕。

5.清洁消毒用具、衣被、居室。

● 治　疗

1.地肤子、苦参、白鲜皮、金银花、荆芥、蝉蜕、赤芍各30克，水煎外洗，日1次，连用7天为一个疗程。

2.鲜马齿苋120克，水煎外洗，日1次。

3.板蓝根、大青叶、桑叶各30克，水煎外洗，日2～3次。

4.荆芥60克，紫草、蒲公英、野菊花、金银花各30克，水煎外洗，日1次。适用于水疱多伴感染者。

5.党参、芒硝各30克，浮萍15克，水煎外洗，日1次。

6.黄芩、黄柏、黄连、大黄各30克，共研细末，用油调和糊状外涂，日1～2次。

7.金银花、连翘、六一散、车前子、紫花地丁各10克，水煎外洗，日1～2次。

8.金银花、连翘、蒲公英各15克，黄连、苦参、板蓝根、菊花、车前草各10克，水煎外洗或湿敷，日1～2次。

9.金银花30克，甘草、淡竹叶、天葵子、荷叶各15克，水煎外洗或湿敷，日1～2次。

10.板蓝根、芦根各30克，金银花、连翘、野菊花各20克，大青叶10克，水煎外洗或湿敷，日1～2次。

11.马齿苋、黄柏各30克，水煎外洗或湿敷，日1～2次。

12.马齿苋、蒲公英、紫花地丁、野菊花、千里光各15克，水煎外洗或湿敷，日1～2次。

13.桑叶、菊花、连翘、板蓝根各15克，水煎外洗或湿敷，日1～2次。

14.紫草30克，当归、赤芍、黄芩各15克，大黄10克，共研细末，用麻油调成糊状外涂，日1～2次。

15.苦参、芒硝各30克，浮萍、金银花、大青叶各20克，水煎外洗或湿敷，日1～2次。

手足口病

手足口病属于中医学"温病""温疫"范畴，是由肠道病毒引起的急性传染病，多发生在学龄前儿童，尤以3岁以下年龄组发病率最高。

● **临床表现**

发疹前可有不同程度的低热、头痛、纳差等前驱症状，1～3天后手、足、口腔以及肛周、臀部出现皮损，初为红色斑疹，渐发展为疱疹，疱壁薄，内液清亮，周围绕以红晕，水疱溃破后可形成灰白色糜烂面或浅溃疡。皮损可同时发生于手、足、口腔，也可呈不全表现，以口腔受累最多见。一般预后较好，7～10天消退，疹退后无瘢痕及色素沉着。少数重症患儿可并发心肌炎、脑炎、脑脊髓膜炎等，甚或危及生命，致命原因主要为脑干炎及神经源性肺水肿。

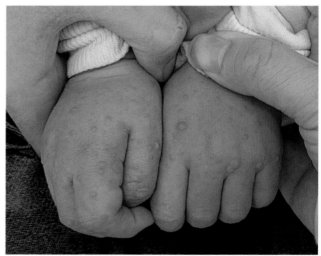

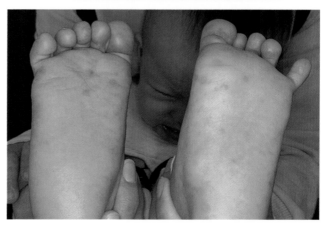

● **预防与调护**

1. 清淡饮食，忌食辛辣、刺激食物。

2. 与患者不共用生活用具，对污染的物品应消毒处理。

3. 注意饮食卫生，饭前便后洗手，勤通风，多喝热水，不到人群聚集的公共场所。

4. 注意患儿隔离至皮损消退为止。婴幼儿有不适症状，应及时到正规医院就诊，避免延误病情。

●治 疗

1.金银花、蒲公英、紫花地丁、荆芥、防风、薄荷、甘草、大青叶、白芷、地榆各15克,水煎外洗,日1~2次。

2.野菊花、金银花、蒲公英、紫花地丁、马齿苋、板蓝根、大青叶各15克,水煎外洗,日1~2次。

3.金银花30克,沸水冲泡,适温后漱口,每日多次。适用口腔受累者。

4.荆芥、苦参、紫草、白鲜皮、金银花各15克,水煎外洗,日1~2次。

5.生地、苦参、黄柏、马齿苋、板蓝根各30克,水煎外洗,日1~2次。

6.黄柏、地榆各20克,研细末,加香油调和外用,日1~2次。

7.淡竹叶、紫草各15克,甘草6克,水煎适温漱口,日数次。

8.金银花、生地、知母、麦冬、黄芩、大青叶、野菊花、紫花地丁各15克,水煎外洗或湿敷,日1~2次。

9.生地、板蓝根、黄连、黄芩、淡竹叶、金银花各10克,水煎外洗或湿敷,日1~2次。

10.黄柏、黄芩、黄芪各15克,苦参、白花蛇舌草、金银花、大青叶各10克,水煎外洗或湿敷,日1~2次。

11.金银花、甘草各10克,蒲黄5克,水煎外洗或湿敷,日1~2次。

12.黄芩、藿香、连翘、金银花、滑石粉、大青叶各15克,水煎外洗或湿敷,日1~2次。

13.板蓝根、藿香、紫草、大青叶、金银花、紫花地丁、生地各15克,水煎外洗或湿敷,日1~2次。

14.金银花、板蓝根各15克,连翘、黄连各10克,水煎适温漱口,每日多次。使用于口腔受累者。

15.板蓝根、大青叶、淡竹叶各15克,薄荷3克,水煎适温漱口,每日多次。使用于口腔受累者。

16.黄芩、黄连、牡丹皮、大青叶、紫花地丁、蒲公英各15克,水煎外洗或湿敷,日1~2次。

传染性软疣

传染性软疣属于中医学"鼠乳"范畴，俗称"水瘊子"，是由传染性软疣病毒（MCV）感染所致的传染性皮肤病。

● **临床表现**

好发于儿童及青年。皮疹为粟粒至绿豆大小圆形或半球形丘疹，肤色或珍珠色，表面光滑有蜡样光泽，皮疹小者中央有小白点，大者中央微凹如脐窝，从中可挤出白色乳酪样物质，称"软疣小体"。皮疹数目不定，散在分布或密集成群，但不融合。自觉轻痒，经搔抓摩擦易造成自身接种传染或继发细菌感染。

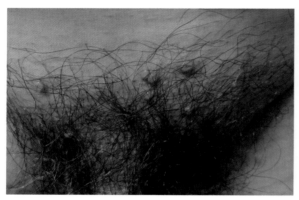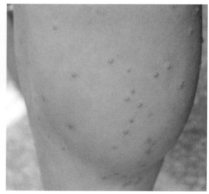

● **预防与调护**

    1.不共用公共浴池的澡巾，提倡淋浴。患者衣物、睡具等物品要煮沸消毒。

    2.幼儿园或集体活动场所定期消毒。

    3.避免搔抓，及早治疗，以防扩散。

● **治 疗**

    1.侧柏叶、茵陈、土茯苓各30克，陈皮15克，香附10克，水煎外洗，可预防传染性软疣病毒感染。

    2.板蓝根30克，紫草、香附各15克，桃仁9克，水煎外洗，日2～3次。

    3.马齿苋、蒲公英各30克，水煎外洗，日1～2次。

    4.百部50克，加入100毫升75%乙醇溶液中浸泡7天后过滤，取其液涂于疣体表面，日2～3次。

    5.骨碎补50克，加入100毫升75%乙醇溶液中浸泡7天后过滤，取其液涂于疣体表面，日2～3次。

毛囊炎

毛囊炎属于中医学"发际疮""蝼蛄疖"范畴，是毛囊因细菌感染所引起的局部炎症。

● 临床表现

可发生于全身各处有毛发部位，多发于硬毛处。初发为与毛囊一致的红色小丘疹，粟粒样大小，周围伴有红晕，中心有毛发贯穿，可迅速发展为脓疱，脓疱如粟粒大小，可单发或者多发。一般局部有轻微痛感，伴有瘙痒，无全身症状，病发数天后，脓头破溃，排出少量脓液干燥结痂而愈，愈后无瘢痕。如反复发作，病程长达数周，可转变为慢性毛囊炎。

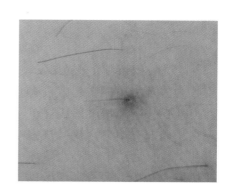

● 预防与调护

1.保持局部清洁卫生，勤淋浴，衣裤宜柔软，避免摩擦刺激皮肤。

2.少吸烟饮酒，少食油腻、辛辣等刺激性食物，多食蔬菜、水果。

3.加强体育锻炼，增强免疫力。

4.生活有规律，避免精神紧张，保证充足的睡眠。

5.患处避免搔抓、挤压导致炎症加重。反复发作的毛囊炎应注意检查有无糖尿病等全身性慢性疾病。

● 治 疗

1.黄柏、麦冬、马齿苋、荷叶、地榆、大青叶各15克，水煎外洗或湿敷患处10～15分钟，日2～3次。

2.慢性毛囊炎：木芙蓉根皮粗粉50克，樟脑粉30克，加入500毫升75%乙醇溶液中浸泡7天后过滤，取药液涂患处，日2～3次。

3.芭蕉叶、根各适量，捣烂涂患处，日1～2次。

4.鲜丝瓜叶适量，捣烂涂患处，日2～3次。

5.生萝卜1个，捣烂取汁，加米醋适量搽患处，日1～2次。

6.鲜紫花地丁适量，捣烂外敷患处，日1～2次。

7.木芙蓉叶适量，研末调蜜敷患处，日1～2次。

8.枇杷叶30克，水煎外洗，日2～3次。

9.大青叶适量，水煎外洗，药渣外敷，日1～2次。

疖与疖病

疖与疖病属于中医学"疖"范畴，是一种局限性皮肤和皮下组织感染引起的化脓性炎症，其病变多局限于皮肤浅层组织。

● 临床表现

好发于头、面、颈项、臀部等处，偶发于四肢，多为单发，少数为多发。皮损初起为毛囊性炎性丘疹，渐增大形成红色硬结，局部有明显疼痛，挤按更甚。数日后结节中心化脓坏死，形成脓栓，脓栓脱落后排出血性脓液和坏死组织，红肿渐消，结痂而愈，病程 1 ~ 2 周。

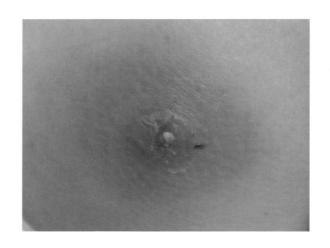

疖肿数量较多时或者反复发作经久不愈，发病时全身症状明显，则称为"疖病"。

● 预防与调护

1. 饮食上要注意少烟、酒，少食酸辣等刺激性食物，少食油腻之物，多食蔬菜、水果。

2. 保持患部清洁干燥，切忌自行挤压以免感染扩散继发其他并发症。

3. 加强体育锻炼，增强免疫力。

4. 反复发作者应注意检查有无糖尿病或全身性疾病。

● 治疗

1. 鲜木槿叶 30 克，冷开水洗净加食用盐捣烂敷患处，日 2 ~ 3 次。

2. 鲜紫花地丁、蒲公英、野菊花、败酱草、金银花、连翘各 15 克，水煎外洗，日 2 ~ 3 次。

3. 黄柏、苦参各 30 克，艾叶 20 克，薄荷、白矾各 15 克，水煎外洗，日 2 ~ 3 次。

4. 鲜野菊花、鲜马齿苋、鲜紫花地丁各适量，任选一二味洗净捣烂外敷，日 2 ~ 3 次。

5. 五倍子、黄柏各 30 克，水煎外洗，日 2 ~ 3 次。

5. 紫草、生地榆各 10 克，研细末加氧化锌油膏，外涂，日 2 ~ 3 次。

痈

痈属于中医学"有头疽"范畴，是多个相邻毛囊和皮脂腺的急性化脓性感染。多由金黄色葡萄球菌引起。

● **临床表现**

好发于颈项、背、腰、大腿等处，多见于成人，可单发或多发。

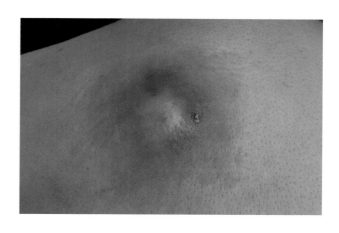

初起局部皮肤出现面积较大的红、肿、热、痛的扁平硬块，境界不清，后逐渐向四周及深部组织发展。约1～2周患处化脓、坏死，表面可有多个脓点出现，可自行破溃，坏死组织与脓液自溃孔排出。未及时治疗损害可继续增大，严重时整个患部全部坏死，形成一个巨大溃疡。本病病程长短不一。多伴有全身症状，如高热、畏寒、头痛、乏力等，可导致全身感染，严重者可引起菌血症、毒血症，甚至死亡。

● **预防与调护**

1.饮食上要注意少烟、酒，少食酸辣等刺激性食物，少食油腻之物，多食蔬菜、水果。

2.加强体育锻炼，增强免疫力。

3.早期切忌搔抓，注意保持患部清洁，避免感染加重。

4.若有毛囊炎、疖，应及时彻底治疗。

● **治　疗**

1.蒲公英60克，商陆15克，水煎外洗，日2～3次。

2.鲜蒲公英60克，水煎湿敷，日2～3次。

3.马齿苋、苦参、地肤子各30克，水煎外洗，日2～3次。

4.黄柏、蒲公英、紫花地丁、生地各30克，白矾10克，水煎湿敷，日2～3次。

5.仙人掌适量，刮去外皮后捣烂调米酒糟，包敷患处，日1～2次。

6.鲜七叶一枝花、鱼腥草各30克，捣烂外敷患处，日1～2次。

7.马齿苋30克，青黛3克，共研细末加蜂蜜调成糊状外敷，日1～2次。

丹毒

丹毒属于中医学"丹毒""流火"范畴，是皮肤及皮下组织的一种急性炎症，常常是由A组B型链球菌感染，细菌大多经皮肤或黏膜损伤处进入。

●临床表现

全身皆可出现，好发于小腿、颜面、前臂、手足及婴儿腹部。皮损出现前常有恶寒、发热等全身症状，婴儿可出现惊厥；初起时，局部出现红肿发硬斑块，表面紧张灼热，后迅速扩大为大片猩红色斑状损害，稍隆起，分界清楚，触痛明显。损害也可向他处蔓延称为"游走性丹毒"；在原发损害部位屡次发生称为"复发性丹毒"。多次复发者，因局部淋巴管阻塞，往往继发淋巴性水肿。

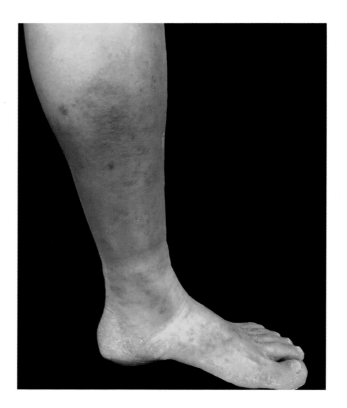

●预防与调护

1.预防皮肤损伤，积极治疗足癣、慢性溃疡等，加强体育锻炼，增强免疫力。

2.防止过度劳累，多休息、多饮水，患病时应抬高患肢30～40°。

3.对已经出现皮肤破损，应及时治疗，避免感染加重。

4.防止再复发，对治疗痊愈者，应注意保护原发部位，防止外伤、蚊虫叮咬、用力搔抓等诱发因素。

●治疗

重症需配合西医抗感染治疗，以免延误病情。中草药外治适合轻症患者。

1.黄柏、蒲公英、生地各30克，紫花地丁20克，白矾15克，水煎湿敷或外洗，日2～3次。

2.鲜马齿苋、鲜蒲公英、鲜野菊花各适量，水煎湿敷或外洗，日2～3次。

3.大黄、马齿苋、黄芩、黄柏、苦参、忍冬藤各30克，水煎湿敷或外洗，日1～2次。

4.毛冬青适量，洗净捣烂蘸汁涂患处，日2～3次。

5.鲜马齿苋、鲜蒲公英、鲜板蓝根、仙人掌、紫花地丁各适量，任选一二味洗净捣烂外敷，日2～3次。

6.鲜一点红适量，雄黄少许，加醋捣烂调匀敷患处，日1～2次。

7.芙蓉叶适量，研细末，以菜油调敷患处，日1～2次。

8.黄柏、黄芩、栀子、金银花、蒲公英、紫花地丁各15克，重楼、黄连、连翘、大青叶各10克，水煎外洗或浸泡患处，日1～2次。

9.侧柏叶、鲜松树叶、松针各50克，生姜30克，水煎熏洗，日1～2次。可用于复发性丹毒和象皮肿。

10.干芙蓉叶适量1份，研细末，加凡士林4份调匀涂擦患处，日1～2次。

11.紫草30克，黄连10克，冰片1克，研细末，用茶油500克调成糊状敷患处，日1～2次。

12.大黄、雄黄各等份研细末，鸡蛋清调和外敷，日1～2次。

13.海桐皮、姜黄、防己、当归、红花、苍术、黄柏各15克，丝瓜络、泽泻各15克，水煎外洗或湿敷，日1～2次。

14.金银花、连翘各15克，茯苓、紫花地丁、牛膝、车前子各10克，水煎外洗或湿敷，日1～2次。

15.大黄、黄柏、黄芩、苦参各15克，水煎外洗或湿敷，日1～2次。

16.大黄、黄柏、大青叶、甘草各15克，水煎外洗或湿敷，日1～2次。

17.煅石膏20克，冰片0.5克，共研细末，用麻油调成糊状外涂，日1～2次。

18.紫草30克，蒲公英、黄连各10克，冰片0.3克，共研细末，用茶油调成糊状外涂，日1～2次。

脓疱疮

脓疱疮属于中医学"滴脓疮""浸淫疮"范畴，俗称"黄水疮"，是一种常见的急性化脓性皮肤病。病原菌主要为金黄色葡萄球菌或乙型溶血性链球菌。

●临床表现

多见于 2～7 岁儿童，传染性强，好发于颜面、口周等暴露部位。

初起时，局部出现一个或数个红斑或水疱，后迅速发展为脓疱，周围伴有红晕，破溃后脓液渐干燥，形成黄色厚痂，约一周后自行脱落痊愈，不留瘢痕。

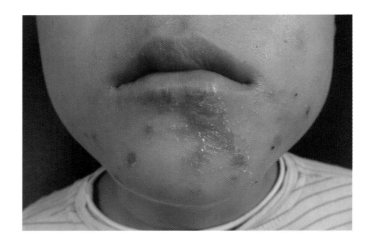

●预防与调护

1. 注意个人卫生，保持皮肤清洁，勤洗手、勤洗澡。

2. 患者要隔离治疗，接触的衣物、用具需单独清洗消毒。

3. 不要搔抓皮肤，患处禁止水洗，避免自体接种传播，避免传染他人。

4. 患病期间清淡饮食，少食用辛辣、刺激食物及鱼腥发物，避免加重病情。

●治 疗

1. 黄柏、黄芩、苦参、大黄各 20 克，水煎外洗或湿敷，日 2～3 次。

2. 鲜马齿苋 60 克，水煎外洗或湿敷，日 2～3 次。

3. 野菊花、蒲公英、苦参各 30 克，枯矾 20 克，水煎外洗或湿敷，日 2～3 次。

4. 苦参、马齿苋各 20 克，水煎外洗或湿敷，日 2～3 次。

5. 马齿苋、蒲公英、野菊花各 30 克，千里光 20 克，水煎外洗或湿敷，日 2～3 次。

6. 鲜飞扬草 30 克，水煎外洗或湿敷，日 2～3 次。

7. 鲜半边莲 60 克，糯米 15 克，捣烂外敷，日 1～2 次。

8. 大黄 10 克，煅石膏 6 克，黄柏 5 克，黄连 3 克，共研细末，香油调搽，日 1～2 次。

9. 黄柏、苍术各 10 克，共研细末茶油调敷，日 1～2 次。

甲沟炎

甲沟炎属于中医学"蛇眼疔""代指""代甲"范畴，是指甲与皮肤相接处即甲沟部位发生的感染。多因修甲不良或者是鞋子过紧压迫所致，多见于拇指、拇趾甲。

●临床表现

初起时一侧指甲长入皮肤皱褶，导致红肿、疼痛，渐渐化脓，感染逐渐扩散至指甲根部和对侧甲沟，形成指甲周围炎；也可扩散至甲下，形成甲下脓肿，此时疼痛、肿胀明显，明显影响行走。

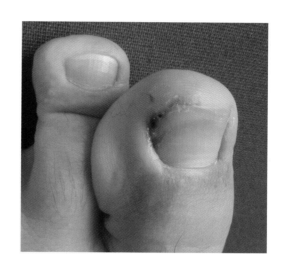

●预防与调护

1.鞋子不可过紧，若鞋子过紧导致足趾疼痛，应当予以更换

2.平素指甲应当修理平整，也不宜修理过短，若有小伤口，及时外涂碘酊等消毒物品。

3.注意指、趾甲卫生，不可有倒刺，出现倒刺要用剪刀剪，不要随意硬性拔除。

4.平素睡前可少量外涂凡士林或护肤膏，增强皮肤的抗病及保护功能。

●治 疗

1.大黄、芒硝、明矾、金银花、马齿苋各30克，水煎浸泡，每次10～20分钟，日2～3次。

2.鲜蒲公英适量，洗净捣烂外敷，日2～3次。

3.鲜木芙蓉适量，洗净捣烂外敷，日2～3次。

4.鲜紫花地丁或凤仙花适量，洗净捣烂外敷，日2～3次。

5.鲜马齿苋50克，水煎外洗或湿敷，日2～3次。

6.黄柏20克，水煎外洗或湿敷，日2～3次。

头癣

头癣属于中医学"赤秃疮""肥粘疮""白疮秃"等范畴，是指皮肤癣菌侵犯头发和毛发的慢性传染性皮肤病。

●临床表现

根据致病菌和临床表现的不同，可将头癣分为黄癣、白癣、黑点癣、脓癣4种类型。

1. 黄癣：一般无自觉症状或伴轻度瘙痒，皮损处散发出特殊的鼠臭味。皮损初起为针尖大小的淡黄红色斑点，上覆"碟状"淡黄色痂，除去痂，其下炎症明显，呈潮红糜烂面。

2. 白癣：有不同程度瘙痒，与青春期皮脂腺分泌活跃有关，至青春期后可自愈。皮损初起为群集的红色小丘疹，很快向四周扩大成圆形或椭圆形斑，上覆灰白色鳞屑，而后附近出现数片较小的相同皮损，称为"母子斑"。

3. 黑点癣：稍痒，病程缓慢，长期不愈。皮损初起为散在灰白色鳞屑斑，逐渐扩大成片，病发刚出头皮即断，残根在毛囊处呈黑点状，皮损炎症轻或无炎症。

4. 脓癣：常伴耳后、颈、枕部淋巴结肿大，轻度疼痛和压痛。皮损初起为成群的炎性毛囊丘疹，渐融合成隆起的炎性肿块，质软，毛囊口形成脓疱并排脓，如蜂窝状。毛囊松动易拔出。

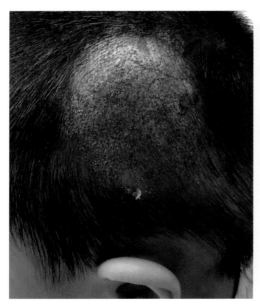
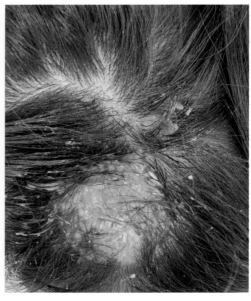

● **预防与调护**

1.早发现、早治疗，坚持治疗。

2.患者应隔离，生活用具应分开，避免交叉传染。衣被要经常煮沸、消毒、暴晒。

3.积极寻找原因，家里宠物应定期检查。

4.要养成良好的卫生习惯，对公共场所要加强卫生宣传，定期消毒。

● **治　疗**

治疗原则为："服、搽、洗、剃、消"。除中西医结合治疗后，还应坚持每天洗头1次，每周剃头1次，共8周。

1.百部、蛇床子、白鲜皮、地肤子各20克，苦参15克，水煎外洗，日1次。

2.苦参30克，茵陈20克，黄连、百部、明矾、硫黄粉各15克，水煎熏洗，日1次。

3.苦楝子、五倍子各50克，米醋250毫升，煎浓汁外搽，日2～3次。

4.鲜千里光60克，水煎熏洗，日1次。

5.苍术、黄柏、土槿皮各20克，水煎熏洗，日1次。

6.土槿皮30克，地榆12克，加入500毫升75%乙醇浸泡7天后过滤，蘸药液搽患处，日2～3次。

7.土槿皮15克，地榆10克，烧酒500毫升浸泡7天后，蘸药酒搽患处，日2～3次。

8.川楝子、苦参、百部各30克，雄黄10克，水煎熏洗，日1次。

9.艾叶适量，水煎熏洗，日1次。

10.氧化锌10克、雄黄5克，凡士林85克，调和成膏搽患处，日1次。

11.大蒜30克捣烂，凡士林80克，调和成膏搽患处，日1次。

12.苦参、地肤子、白鲜皮、野菊花各20克，黄柏、薄荷各15克，水煎外洗，日1～2次。

13.百部、牡丹皮、茯苓、苍耳子各15克，甘草6克，水煎外洗，日1～2次。

14.苦参、蒲公英、白头翁、百部、五倍子、地肤子、蛇床子各15克，水煎外洗，日1～2次。

15.雄黄、硫磺、密陀僧各等量，共研细末，用植物油调成糊状外涂，日1～2次。

体癣

体癣属于中医学"圆癣"范畴，由皮肤癣菌引起，好发于躯干四肢的光滑皮肤上，随着病程延长，皮损会逐渐向四周扩散，患者自觉瘙痒，青年男性多见，夏季多发。

● 临床表现

因真菌感染出现炎症反应，发生红斑、丘疹、水疱等损害，可呈钱币状，中心可自愈脱屑，边缘高起成圈状。皮损扩大后，可互相融合，有时甚至泛发至全身。

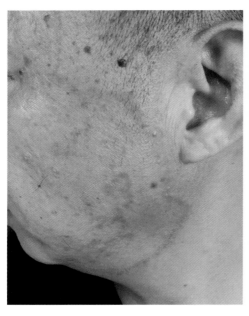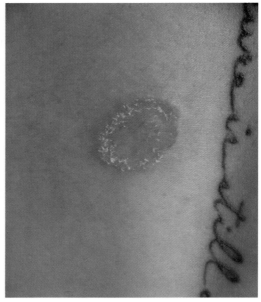

● 预防与调护

1. 平时要注意皮肤清洁卫生，不要用手抓挠、热水烫洗。

2. 选择宽松、透气性好的衣物，注意天气变化，避免潮湿加重病情。

3. 有手癣、足癣、甲癣要积极治疗，避免传染到身体其他部位。

4. 避免与其他人、物亲密接触，不与他人共用浴盆、毛巾等，家人有癣病时应同时治疗。

5. 避免与患癣病的宠物（猫、狗）接触。

6. 饮食上不能吃过于辛辣、油腻的食物及海鲜食物。

7. 若同时伴有糖尿病、恶性肿瘤等疾病时，积极治疗原发病。

●治 疗

1.苦参30克,地肤子、蛇床子、百部各15克,水煎外洗,日2～3次。

2.土槿皮30克,苦参、黄柏、百部、半边莲各15克,水煎外洗,日2～3次。

3.木瓜、甘草各30克,水煎外洗,日2～3次。

4.土槿皮50克,百部、蛇床子各30克,加入75%乙醇溶液1000毫升浸泡7天后过滤,取药液搽患处,日2～3次。

5.鲜飞扬草适量,洗净捣烂取汁涂患处,日2～3次。

6.苦参、苦楝子、蛇床子、地肤子、百部、土槿皮各15克,水煎外洗,日2～3次。

7.丁香15克,加入100毫升75%乙醇浸泡7天后过滤,蘸药液搽患处,日2～3次。

8.大黄40克,枯矾10克,研细末,用植物油调和涂患处或直接外撒,日1～2次。

9.羊蹄根200克,加入500毫升乙醇浸泡7天后过滤,蘸药液擦患处,日1～2次。

10.白凤仙花30克,明矾5克,研细末食醋调擦,日1～2次。

11.鲜榆钱100克,加入500毫升75%的乙醇浸泡7天后过滤,蘸药液搽患处,日1～2次。

12.生川乌15克,研细末,用醋调成糊状外涂,日1～2次。

13.取新鲜桑树汁适量涂于患处,日1～2次。

14.王不留行、五倍子、土荆皮各30克,研细末,用醋调成糊状外涂,日1～2次。

15.土大黄30克,加入75%乙醇溶液500毫升浸泡7天后过滤,取药液搽患处,日1～2次。

16.苦参、川楝子、百部、土槿皮、蛇床子各30克,硫磺5克,加入100毫升米醋和400毫升白酒浸泡7天后过滤,取药液搽患处,日1～2次。

股癣

股癣属于中医学"阴癣"范畴，易发于温热潮湿的季节，男性多汗者好发。大多通过接触感染，特别是有手癣、足癣、甲癣病人通过抓挠引起自身感染。

● 临床表现

多呈环状或半环状斑片，上有脱屑，逐渐向周围扩大至股内侧、会阴或肛门周围，边界清楚，有丘疹、水疱、结痂，时间长者皮损可发生增厚，常伴有痒感。

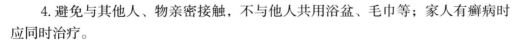

● 预防与调护

1.平时要注意皮肤清洁卫生，不要用手抓挠、热水烫洗。

2.选择宽松、透气性好的衣物，注意天气变化，避免潮湿加重病情。

3.有手癣、足癣、甲癣要积极治疗，避免传染到身体其他部位。

4.避免与其他人、物亲密接触，不与他人共用浴盆、毛巾等；家人有癣病时应同时治疗。

5.避免与患癣病的宠物（猫、狗）接触。

6.饮食上不能吃过于辛辣、油腻的食物及海鲜食物。

7.若同时伴有糖尿病、恶性肿瘤等疾病时，积极治疗原发病。

● 治 疗

1.青木香60克，地肤子、百部各30克，苦参、黄柏、艾叶各10克，川椒6克，水煎外洗，日2～3次。

2.苦参、苦楝子、蛇床子、地肤子、百部、土槿皮各15克，水煎外洗，日2～3次。

3.鲜艾叶适量，洗净捣烂取汁涂患处，日2～3次。

4.鲜羊蹄根适量，洗净捣烂取汁涂患处，日2～3次。

5.鲜飞扬草适量，洗净捣烂取汁涂患处，日2～3次。

手足癣

手足癣属于中医学"鹅掌风""脚湿气"范畴，足癣俗称"香港脚"。在湿热地区发病率较高，属于真菌感染。如不及时治疗容易传染到其他部位，用力搔抓容易继发细菌感染。一般夏季瘙痒症状比较严重。

● **临床表现**

1. 水疱型：大多表现为水疱，有痒感，疱壁厚，自觉瘙痒。

2. 角化增厚型：表现为皲裂发红有轻微痛感，冬季一般较重。

3. 糜烂型：趾（指）间皮肤浸渍、瘙痒、发白，常因瘙痒抓挠继而剥脱。

● **预防与调护**

1. 平时要注意皮肤清洁卫生，不要用手抓挠、热水烫洗。

2. 选择宽松、透气性好的袜子，注意天气变化，避免潮湿加重病情。

3. 患有手足癣要坚持治疗，忌见好就收。

4. 避免与其他人、物亲密接触，不与他人共用浴盆、毛巾等；家人有癣病时应同时治疗。

5. 避免与患癣病的宠物（猫、狗）接触。

6. 饮食上不能吃过于辛辣油腻的食物及海鲜

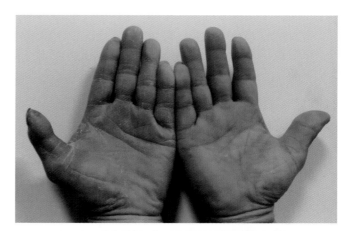

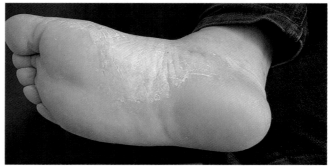

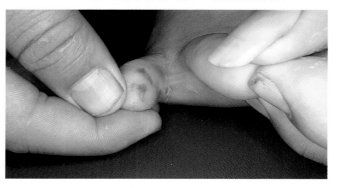

食物。

7.若同时伴有糖尿病、恶性肿瘤等疾病时，积极治疗原发病。

● 治 疗

1.艾叶120克，水煎外洗，日2～3次。

2.蒲公英、马齿苋、苦参各30克，黄柏、地肤子、白鲜皮各20克，枯矾15克，水煎外洗，日2～3次。用于指（趾）间糜烂者。

3.青木香60克，地肤子、百部各30克，苦参、黄柏、艾叶各10克，川椒6克，水煎外洗，日2～3次。

4.苦参、苦楝子、蛇床子、地肤子、百部、土槿皮各15克，水煎外洗，日2～3次。

5.白凤仙花适量，明矾120克，白醋500毫升，共捣烂，每晚睡前搽患处1次。

6.土槿皮30克，苦参、百部各15克，雄黄3克，白醋1000毫升，浸泡1天后稍加热备用。每日浸泡1次，每次20～30分钟，连续10天。

7.苦参、菊花各30克，蛇床子、金银花、白芷、黄柏、地肤子各15克，黄连、白鲜皮各10克，水煎熏洗，日1～2次。

8.黄柏、苦参、地榆、马齿苋、苍术各20克，芒硝10克，水煎熏洗，日1～2次。

9.黄精、白及、地骨皮、鸡血藤、威灵仙、地肤子、白鲜皮各15克，水煎熏洗，日1～2次。

10.羊蹄根适量醋浸液，局部外用，日1～2次。

11.蛇床子、苦参、白鲜皮、百部、黄柏、当归各30克，雄黄10克，水煎外洗，日1～2次。

12.黄柏、苦参各30克，冰片5克，共研细末，加凡士林调匀外用，日1～2次。

13.鸦胆子仁10克，百部50克，加入500毫升75%的乙醇溶液浸泡7天后过滤，蘸药液搽患处，日1～2次。

14.黄精、苦参各30克，浮萍、明矾各15克，加入白醋煮沸，适温浸泡15分钟左右，日1次。

15.土荆皮、蛇床子、徐长卿、黄芩各30克，土茯苓、苦参各15克，明矾10克，水煎熏洗，日1～2次。

甲癣

甲癣属于中医学"鹅爪风""油灰指甲"范畴，俗称"灰指甲"，是甲最常患的疾病，占甲病的半数以上。指、趾甲均可发病。灰指甲是一种传染性疾病，可以通过接触传染，会导致指甲发黑、发灰，指甲深厚、脱落等。

●临床表现

指、趾甲局部逐渐增厚、松脆，颜色变为灰黄色或者黑色，最后导致全甲形态和颜色发生严重改变，影响外观和功能。

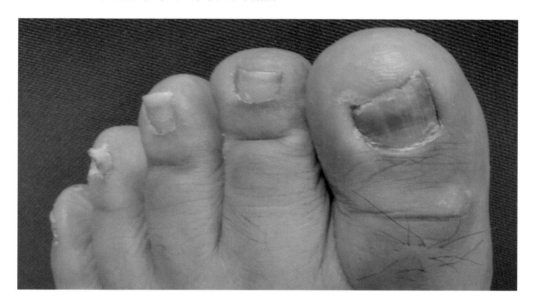

●预防与调护

同手足癣。

●治　疗

1. 大蒜适量，捣烂加入醋酸浸泡一天，去除患甲上增厚的部位，将患甲浸泡在大蒜浸液中 15 分钟，日 1~2 次。

2. 鲜羊蹄或白凤仙花适量，捣烂后包敷病甲，日 1~2 次。

3. 川楝子数枚，加水捣成糊，涂于患处指（趾）甲，日 1~2 次。

4. 凤仙花梗 1 株，枯矾 6 克，土大黄 3 克，共捣烂用麻布包于患处，日 1 次。

5. 鲜苦楝子适量取肉，加凡士林适量调成药膏，外敷患处，日 1 次。

念珠菌性间擦疹

念珠菌性间擦疹属于中医学"汗渐疮"范畴，是由念珠菌属（主要是白色念珠菌）引起的皮肤黏膜真菌病。

●**临床表现**

多见于长期从事潮湿作业的人群或由其他病灶蔓延。好发于颈部、腋下、腹股沟、乳房下、龟头等部位。表现为红斑上出现糜烂、渗出、周围有水疱、脓疱、大疱，有时干燥、脱屑。自觉瘙痒、灼热感。

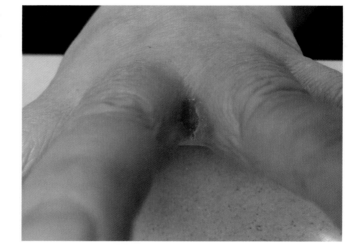

●**预防与调护**

1.皮肤皱褶部位应保持清洁、干燥。

2.养成良好的卫生习惯，勤洗澡、勤更衣。尤其是婴幼儿，应勤换尿布，避免闷热刺激。

3.加强营养，坚持锻炼，提高机体抵抗力。

4.积极治疗原发病。合理使用抗生素、糖皮质激素及免疫抑制剂。

●**治　疗**

1.黄柏、麦冬、马齿苋、荷叶、地榆、白鲜皮各15克，水煎外洗，日2～3次。

2.黄柏、苦参、黄芩各30克，白鲜皮、蛇床子、地肤子、白花蛇舌草、千里光各15克，小儿用量酌减，水煎外洗，日2～3次。

3.金银花30克，苦参15克，甘草10克，水煎外洗，日2～3次。

4.黄芩、黄连、黄柏各15克，苦参10克，水煎外洗，日2～3次。

5.藿香、黄精、茵陈、土槿皮、大黄各30克，水煎外洗，日1～2次。

马拉色菌毛囊炎

马拉色菌毛囊炎好发于多汗、油脂分泌增加的青壮年，男性多于女性，属于真菌感染，无严重危害，但可影响外貌美观。

●临床表现

皮损为红色丘疹、丘疱疹或小脓疱，周围可有红晕，可自觉瘙痒。多分布于胸、颈、肩、上臂、腰、腹部，呈对称分布，数十至数百个，致密但不融合，可伴有小脓疱或黑头粉刺。

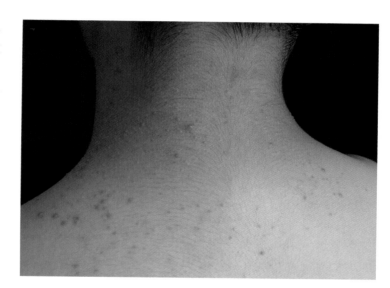

●预防与调护

1.衣物、毛巾及盆都要单独使用；经常烫洗消毒。

2.清淡饮食，多食新鲜蔬菜、水果，少吃辛辣、刺激食物。

3.保持工作环境通风，避免大量出汗，保持皮肤清洁干燥，增强机体抵抗力。

4.不滥用抗生素及糖皮质激素；皮肤瘙痒时避免挠抓造成二次感染。

●治 疗

1.青木香80克，加入250毫升75%乙醇中浸泡7天后过滤，取药外搽患处，日2~3次。

2.金银花、连翘各20克，侧柏叶、黄芩各15克，水煎外洗，日1~2次。

3.土槿皮30克，白矾20克，黄柏、苦参各15克，苍术、陈皮各10克，水煎外洗，日1~2次。

4.透骨草、王不留行、葛根、干姜各30克，白矾20克，水煎外洗，日1~2次。

5.透骨草、皂角各30克，水煎外洗，日1~2次。

花斑糠疹

花斑糠疹属于中医学"紫白癜风"范畴，俗称"花斑癣""汗斑"，属慢性浅表真菌病。皮疹无炎性反应，偶有轻度瘙痒感，皮损好发生于胸、背部等皮脂腺分泌比较旺盛的部位。湿热地区男青年由于活动多而出汗多，更容易发生花斑糠疹。冬季皮疹减少或消失，但夏天又可复发。

● **临床表现**

花斑糠疹表面附有少量鳞屑，花斑样的灰色、褐色或浅白色皮损，也可以几种颜色共存，表现为花斑样。

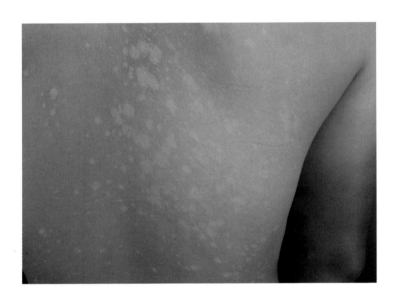

● **预防与调护**

1. 应尽量保持皮肤干燥，出汗后及时擦干。

2. 勤洗澡，勤换内衣，贴身衣物及毛巾应煮沸、暴晒消毒，防止反复感染或传染他人。

3. 早发现、早治疗，坚持治疗，巩固疗效，预防复发。

4. 少食甜食，辛辣及刺激食物，多食新鲜蔬菜和大蒜，有利于疾病康复。

● **治 疗**

1. 丁香、土槿皮各20克，加入200毫升75%乙醇，浸泡7天后过滤，取药液外搽患处，日2~3次。

2. 夏枯草50克，水煎外洗，日2~3次。

3. 土槿皮、地肤子、蛇床子各30克，枯矾20克，水煎外洗，日2~3次。

4. 鲜苎麻叶30~60克，洗净捣烂取汁，以棉签蘸药汁涂患处，日2~3次。

5. 紫皮蒜适量，捣烂搽洗患处，局部轻微发热、轻度刺激性疼痛为度，日1~2次。避免用力过度。

隐翅虫皮炎

隐翅虫皮炎属于中医学"虫毒疹"范畴，是由于接触隐翅虫体液而引起的毒性皮炎，此虫常栖居于草木间或石下，昼伏夜出，若停留于人体皮肤上被拍击或者压碎后，其体液及生殖器内含有的强酸性毒液外溢触及皮肤，往往在数小时内引起皮肤反应。

●临床表现

本病多见于夏、秋季节，好发于面、颈、四肢等暴露部位，男女老幼均可受侵。皮损常呈条状或片状水肿性红斑，其上有密集针头大小水疱、脓疱或灰黑色坏死，常因搔抓引起鲜红色糜烂面。皮损严重者可伴发热、淋巴结肿大等全身症状。病程约1周，愈后常有色素沉着。

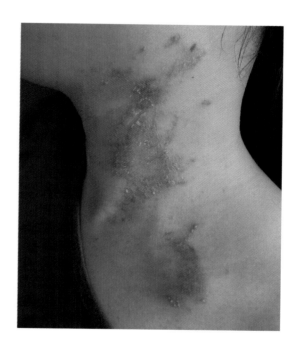

● 预防与调护

1. 搞好卫生，消除房屋周围的杂草、垃圾等虫子孳生地。

2. 隐翅虫昼伏夜出，有趋光性，睡觉时要关好纱窗、罩蚊帐、熄灯。

3. 野外游玩时穿长衣、长裤。

4. 预防重在避免接触，如遇虫落在皮肤上应小心吹赶，切勿在皮肤上拍打或压死。若不小心拍死虫子后，及时用清水或肥皂水清洗。

● 治 疗

1. 金银花30克，明矾20克，黄连15克，水煎外洗，日1~2次。

2. 马齿苋、地肤子各30克，苦参、野菊花各20克，水煎外洗，日1~2次。

3. 鲜马齿苋30~60克，水煎外洗或湿敷，日2~3次。

4. 黄柏30克，水煎外洗，日2~3次。

5. 马齿苋、紫花地丁、土大黄各30克，捣烂如泥敷患处，日2~3次。

6. 马齿苋、茶叶、黄柏、地榆各30克，水煎外洗或湿敷，日2~3次。

7. 炉甘石洗剂，外用，日2~3次。

疥疮

疥疮属于中医学"疥疮""虫疥""干疤疥"范畴，是一种由疥螨所引起的接触性传染性皮肤病。

●**临床表现**

好发于全身皮肤薄嫩和皱褶处，如手指缝、手腕屈侧、肘窝、生殖器、腹股沟、大腿内侧、下腹部、脐周、臀部、女性乳房下等处，其中以指缝处最为常见，一般不累及头面颈项处和掌跖。基本皮损为针头大小的丘疹、丘疱疹及疱疹，散在分布。自觉瘙痒，尤以遇热及夜间为甚。本病病程不定，按规范治疗疗效好，预后良好。

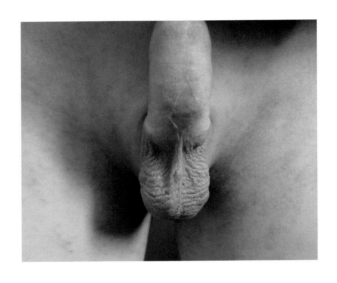

●**预防与调护**

1.注意个人卫生，勤洗澡、勤晒衣被。

2.患者应隔离治疗，污染的衣物要单独清洗、煮沸消毒、太阳暴晒。

3.家庭或集体宿舍的患者要同时治疗，避免交叉传染。

4.加强卫生宣传，对公共浴室、旅馆衣被定期消毒。

●**治 疗**

1.百部30克，蛇床子、苦参、白鲜皮、地肤子各20克，水煎外洗，日1~2次。

2.百部、艾叶、花椒、千里光、地肤子、明矾、苦参、大黄、藿香各30克，水煎外洗，日1~2次。

3.百部、苦参各30克，夜交藤20克，水煎外洗，日1~2次。

4.百部、苦参、蛇床子、荆芥、土茯苓、地肤子、白鲜皮、黄芩、黄柏各15克，水煎外洗，日1~2次。可用于婴幼儿疥疮患者。

5.百部100克，加入500毫升75%乙醇，浸泡7天后过滤，取药液外搽患处，日1~2次。

6.硫黄15克，凡士林120克，调匀涂搽患处，3天后洗澡、更换衣服、被单。

阴虱

体虱属于中医学"虱疮""阴虱疮""八角虫"范畴，是人的体外寄生虫，根据寄生部位不同和形态上的差异，可分为头虱、体虱和阴虱三种。阴虱主要寄生于阴部或者肛周的体毛上，常通过性接触传播。

● **临床表现**

阴虱常紧贴于皮肤表面、阴毛根部，偶可侵犯眉毛或睫毛，叮咬皮肤引起剧痒，出现红斑、丘疹，伴抓痕、血痂或散在片状蓝色出血瘀斑，可持续数月，内裤上常可见污褐色血迹，可继发细菌性感染导致毛囊炎或疖。

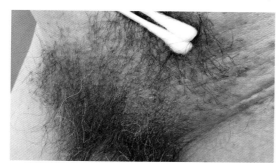 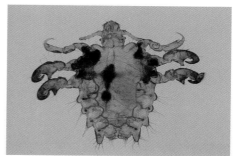

● **预防与调护**

1. 养成良好的卫生习惯，勤洗头、洗澡，勤换衣服，可预防虱病的发生。
2. 杜绝不洁性行为。
3. 患者在家庭或集体生活应尽量与他人少接触，避免反复或相互传染。
4. 患者接触的毛巾、衣裤等应热水烫洗，不共用浴巾、毛巾等。

● **治 疗**

治疗前应刮除阴毛，避免刮伤皮肤。

1. 百部、蛇床子各 30 克，水煎后（水温约 40℃）熏洗患处，日 2～3 次。
2. 百部 50 克，加入 500 毫升 75% 乙醇，浸泡 7 天后过滤，取药液外搽患处，日 2～3 次。
3. 苦参、百部、地肤子、艾叶各 30 克，花椒 10 克，水煎外洗，日 2～3 次。用于阴虱瘙痒剧烈者。
4. 百部、野菊花、蒲公英、紫花地丁各 30 克，地榆 20 克，水煎外洗或湿敷，日 2～3 次。用于阴虱局部感染者。
5. 百部、蛇床子、防风、细辛各 30 克，水煎外洗，日 2～3 次。

痱子

痱属于中医学"痱子""痱毒"范畴，是由于高温湿热环境中出汗过多，浸渍表皮角质层，使汗腺导管口堵塞，汗液潴留后汗管破裂，汗液外溢渗入周围组织而于汗孔处出现丘疹、丘疱疹和小水疱。

● 临床表现

可分为 4 型：

1.晶型粟粒疹：又称白痱，为粟粒至针头大小的清亮薄壁小水疱，周围无红晕，易破裂。密集多发，有自限性。

2.红色粟粒疹：又称红痱，为针头大小的密集丘疹或丘疱疹，周围有红晕，自觉瘙痒、灼热或刺痛。

3.脓疱型粟粒疹：又称脓痱，为在痱子顶端有针头大小的浅表性小脓疱，多为无菌性小脓疱。

4.深部粟粒疹：又称深痱，为密集与汗孔一致的非炎症性肤色无光泽水疱，出汗刺激后明显增大。

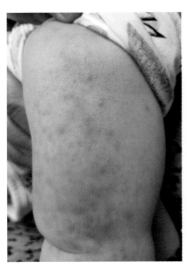 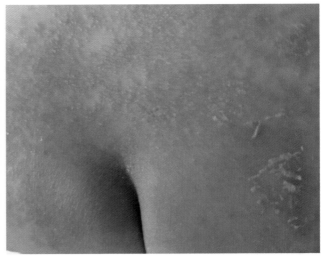

● 预防与调护

1.加强室内通风散热措施，使周围环境不过于潮湿，温度不过高，以减少出汗和利于汗液蒸发。

2.衣服宜宽松，不宜过紧，便于汗液蒸发，潮湿时及时更换。

3. 发生皮疹后避免搔抓，防止继发感染。

4. 经常保持皮肤清洁干燥，出汗时及时用干毛巾擦拭，或在温水洗澡后撒爽身粉或痱子粉。

● 治　疗

1. 野菊花 30 克，金银花、紫花地丁各 20 克，水煎外洗，日 1～2 次。

2. 苦参、黄芩、白芷、薄荷、防风各 20 克，水煎外洗，日 1～2 次。

3. 马齿苋或蒲公英、败酱草、虎杖各 15～30 克，水煎外洗，日 1～2 次。

4. 丝瓜叶适量，水煎外洗或搽患处，日 2～3 次。

5. 土茯苓 50 克，水煎外洗或搽患处，日 2～3 次。

6. 干桃树叶适量，水煎外洗或搽患处，日 1～2 次。

7. 鲜马齿苋适量，水煎外洗，日 2～3 次。

8. 地榆、马齿苋、白鲜皮各 20 克，麻黄、白矾各 10 克，水煎外洗，日 1～2 次。

9. 滑石 60 克，藿香、佩兰、野菊花、枇杷叶各 30 克，水煎外洗，日 1～2 次。

10. 苦参、黄柏、苍术、藿香各 15 克，薄荷 10 克，水煎外洗，日 1～2 次。

11. 西瓜皮适量擦拭患处至微微发红，日 1～2 次。

12. 生黄瓜汁或黄瓜片擦拭可贴于患处，日 1～2 次。尤其适用于小儿。

13. 金银花 15 克，败酱草 10 克，水煎外洗或湿敷，日 1～2 次。

14. 苦参、马齿苋各 30 克，水煎外洗或湿敷，日 1～2 次。

15. 鲜冬瓜皮适量，去皮切片外搽患处，日 2～3 次。

16. 鲜生姜片或汁适量，外搽患处，日数次。

17. 艾叶适量，水煎外洗或湿敷，日 1～2 次。

鸡眼

鸡眼属于中医学"鸡眼""肉刺"范畴，是由于足部皮肤长期受到挤压或摩擦而发生的局限性、圆锥状、角质增生性损害。

●临床表现

好发于足底及小趾外侧、趾背等处，损害为境界清楚的针头至蚕豆大小淡黄或深黄色的局限性角质增生物，光滑稍透明，与皮面相平或稍隆起，圆锥状角质增生物的尖端呈楔状嵌入真皮部，在站立或行走时因刺激该处神经末梢而感觉剧烈疼痛。

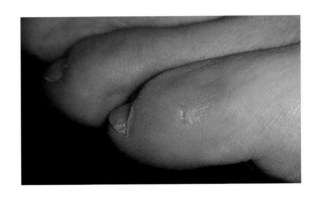

●预防与调护

1.减少摩擦和挤压，鞋靴应柔软合脚，避免过紧、过硬。

2.足部有畸形者，应予矫治。

3.不可自行用刀片修剪或随意使用腐蚀性药物，避免感染。

4.平素热水泡脚，促进血液循环。

●治 疗

1.威灵仙50克，红花、透骨草、鸡血藤、海桐皮各30克，水煎后适温浸泡患处，浸软后削去过厚的角质，隔日1次。

2.陈皮、威灵仙各30克，地肤子20克，红花10克，水煎后适温浸泡，日1次。

3.乌梅30克研细末，加入250毫升醋，浸泡7天后过滤，取药液摩搽患处，日2～3次。

4.补骨脂30克，加入250毫升白酒，浸泡7天后过滤，取药液搽患处，日2～3次。

5.乌梅30克，食盐10克，白醋15毫升，温开水50毫升。先将食盐溶在温开水中，放入乌梅浸泡1天（新鲜乌梅可浸泡12小时），然后将乌梅核去掉，将乌梅肉加醋捣烂成泥状备用。涂药前患处先用温开水浸泡，用刀刮去表面的角质层。每日换药1次，连续3～4次。

6.鸦胆子仁5粒，先将患处用温水浸洗，用刀刮去表面角质层，然后将鸦胆子捣烂贴患处，外用胶布固定，每日换1次，注意保护周围正常皮肤。

胼胝

胼胝属于中医学"胼胝""脚垫"范畴，是由于足皮肤长期受压和摩擦引起的局限性、扁平状、角质增生性损害。

● 临床表现

好发于掌跖部，皮损为蜡黄色扁平或隆起的局限性角化性斑块，境界不清，中央较厚，边缘较薄，表面皮纹清晰可见，局部汗液分泌减少，感觉迟钝。

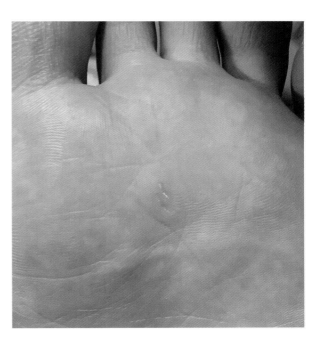

● 预防与调护

1.减少机械性的摩擦与压迫，胼胝可逐渐自行消退。

2.若有足畸形（扁平足等），应予矫治。

3.鞋靴应宽松柔软舒适。

4.不宜用刀片随意削割，以免感染。

● 治 疗

1.陈皮30克，苏木20克，细辛、香附各15克，红花、狗脊各10克，水煎后适温浸泡患处，浸软后削去过厚的角质，隔日1次。

2.陈皮、威灵仙各30克，地肤子20克，红花10克，水煎后适温浸泡，日1次。

3.乌梅30克，食盐10克，白醋15毫升，温开水50毫升。先将食盐溶在温开水中，放入乌梅浸泡1天（新鲜乌梅可浸泡12小时），然后将乌梅核去掉，将乌梅肉加醋捣烂成泥状备用。涂药前患处先用温开水浸泡,用刀刮去表面的角质层。每日换药1次，连续3～4次。

4.鸦胆子仁5粒，先将患处用温水浸洗，用刀刮去表面角质层，然后将鸦胆子捣烂贴患处外用胶布固定，每日换1次，注意保护周围正常皮肤。

5.地骨皮、红花各40克，研细末，甘油100克，拌匀涂患处，纱布包扎，日1次，连续7天。

手足皲裂

手足皲裂属于中医学"裂口疮""皲裂疮"范畴，是由于各种因素导致的手足部皮肤干燥和皲裂，伴有疼痛。内因包括掌跖皮肤增厚，缺乏毛囊和皮脂腺，以及老年人、鱼鳞病和角化症等导致皮肤干燥，外因包括干燥、摩擦、外伤，化学性因素如酸、碱、有机溶剂，生物性因素如真菌感染等。

●临床表现

好发于秋冬季节，分布于手掌、指尖、指屈面及足跟、足跖外缘等处。表现为沿皮纹发展的深浅、长短不一的裂隙，可分为三度：

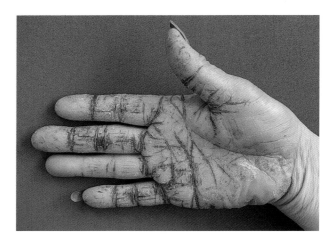

Ⅰ度：皮肤干燥、有皲裂，仅达表皮。

Ⅱ度：皮肤干燥，裂口深达真皮，轻度刺痛。

Ⅲ度：皮肤明显干燥，裂口深达真皮及皮下组织，常引起出血，有触痛或灼痛。

●预防与调护

皲裂一旦形成，则不易治愈，遂预防是本病治疗的主要原则。

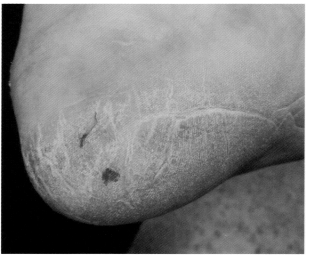

1.宜用温水浸洗手足，然后外搽油脂性润肤保护剂，冬季注意皮肤保暖。

2.尽可能减少物理、化学等不良刺激，避免接触酸、碱性物品（如肥皂、洗洁精等），如需接触，应戴手套。

3.积极治疗足癣、湿疹、鱼鳞病等基础疾病。

4.若因职业因素引起的应加强防护措施。

●治 疗

1.透骨草、威灵仙、苍术各30克，陈皮15克，水煎外洗，日2～3次。

2.白鲜皮、地肤子、大枫子各30克，大黄15克，水煎外洗，日2～3次。

3.芦荟30克，地骨皮20克，红花、金银花、苍术、牡丹皮、桃仁、白术各15克，水煎外洗，日2～3次。

4.鲜马齿苋50克，洗净捣烂取汁，加入茶油，搅拌后取药液涂患处，日2～3次。

5.白及10克，研细末，加凡士林至100克，调成软膏外涂，日2～3次。

6.白及20克，刘寄奴、甘草各10克，共研细末，加入甘油、凡士林200克混匀成膏外涂，日2～3次。

7.地肤子、白鲜皮、苦参、甘草各30克，水煎熏洗，日1～2次。

8.炒黑、白芝麻各20克，川贝母10克，共研细末，用植物油调匀外用，日1～2次。

9.黄豆100克研细末，加凡士林300克调匀外用，日1～2次。

10.白及50克、地肤子30克，共研细末，加凡士林100克调匀外用，日1～2次。

11.生地30克，加芝麻油100克和凡士林200克调匀外用，日1～2次。

12.蜂房20克，补骨脂、地肤子、地骨皮、赤芍各15克，水煎熏洗，日1～2次。

冻疮

冻疮属于中医学"冻风""冻疮"范畴，是由天气寒冷引起的局部末梢皮肤反复出现的局限性、瘀血性、炎症性皮肤病。

● 临床表现

本病常见于冬季、早春季节及寒冷潮湿环境，好发于儿童、妇女和末梢血液循环不良者。皮损表现为局限性水肿性紫红色斑疹、斑块、结节，边界不清，边缘红色，表面紧张，局部温度变低。触之较柔软，按压褪色，压力去除后红色可逐渐恢复。若受冻时间久，可出现水疱、糜烂、溃疡，愈合留有色素沉着、色素脱失和萎缩性瘢痕。常伴有瘙痒，受热后加重。

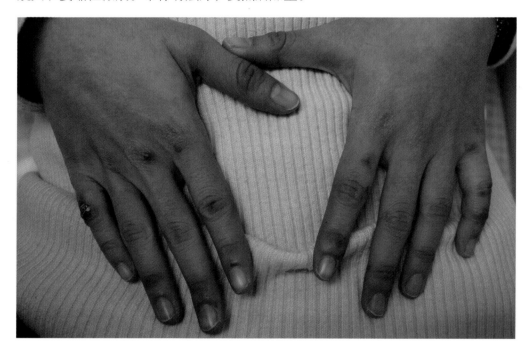

● 预防与调护

1. 本病重在预防，应特别注意保暖、防寒、防冻，尤其是加强肢体末端及裸露部位的保暖。

2. 坚持锻炼，提高机体的抵抗力及对寒冷的耐受性。

3. 受冻部位不宜立即用火烤或热水浸泡，防止溃烂。复温时应于 38～42℃水中浸泡 5～10 分钟后，用无菌温盐水冲洗干净，冻伤的肢体应抬高。

4.加强营养，多吃豆类、肉类及蛋类食品。

5.积极治疗贫血等慢性消耗性疾病。

● 治 疗

1.花椒、透骨草各30克，干姜20克，水煎适温浸泡患处，日2～3次。

2.冬瓜皮、花椒、艾叶、桂皮各15克，水煎适温浸泡患处，日2～3次。

3.蒲公英30克，天南星20克，大黄15克，水煎适温浸泡或湿敷患处，日1～2次。

4.透骨草、毛冬青各30克，桂枝20克，大黄、花椒各10克，细辛、炮姜各9克，水煎适温浸泡或湿敷患处，日1～2次。

5.当归、赤芍各15克，细辛、通草各9克，大枣10枚，水煎适温浸泡或湿敷患处，日1～2次。

6.甘遂、甘草各15克，水煎后浸泡患处，日1～2次，每次15～20分钟。或共研细末，用凡士林调成糊状贴敷患处，日1次。

7.山楂适量，煮熟去核，取肉捣烂，贴敷患处，日1次。

8.艾叶15克，葱白带须7个，花椒10粒，水煎洗患处，日1次。

9.熟石膏、海螵蛸、青黛各15克，共研细末，香油调涂患处，日1次。

10.柿子皮适量，烧灰存性，用熟菜油调敷患处，日1次。

11.辣椒、生姜、白萝卜各适量，将辣椒的里层贴在冻疮处摩搽，或用生姜汁搽，或将萝卜切成厚片，烤热后摩搽。日2～3次。

12.鲜白萝卜叶适量，加水煮开后，适温洗患处，日1次。

13.当归20克，赤芍、桂枝、木通各10克，甘草6克，细辛5克，甘草3克，水煎熏洗，日1～2次。

14.桃仁、桂枝、生姜各30克，食盐60克，水煎熏洗，日1～2次。

15.紫草、艾叶、冬瓜皮、桂皮、川椒各15克，水煎熏洗，日1～2次。

16.生姜30克，捣烂如泥，加入白酒100毫升浸泡7天后，蘸药液搽患处，日1～2次。

17.白茄根50克，花椒15克，水煎熏洗，日1～2次。

18.紫皮蒜适量捣烂，搽患处，日1～2次。

湿疹

湿疹属于中医学"湿疮""血风疮""浸淫疮"范畴,是由多种内外因素引起的一种具有明显渗出倾向的皮肤炎症反应,皮疹多样性,瘙痒剧烈,易复发。

●临床表现

1.急性湿疹:皮损多形性,红斑基础上密集分布针头至粟粒大小丘疹、丘疱疹或小水疱,搔抓后出现点状渗出及糜烂面。病变中心较重,可逐渐向周边蔓延,皮损常融合成片,边界不清楚。多对称分布,严重时可泛发全身。继发感染可形成脓疱、结痂、发热。自觉瘙痒剧烈。

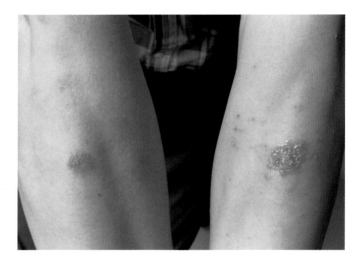

2.亚急性湿疹:皮损红肿减轻,渗出减少,以鳞屑、结痂为主。自觉瘙痒程度有所减轻,可阵发性加重。

3.慢性湿疹:皮肤浸润、肥厚,表面粗糙,呈棕红色或略带灰色,可有抓痕、血痂、色素沉着或色素减退;病情时轻时重,易复发,常呈阵发性瘙痒。

4.特殊类型湿疹:湿疹虽有上述的共同表现,但在某些特定的环境或某些特殊致病条件下,临床表现可有一定的特殊性,如手部湿疹、外阴湿疹、耳部湿疹、

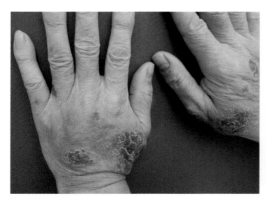

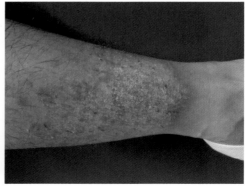

肛门湿疹、阴囊湿疹、小腿湿疹、感染性湿疹、钱币状湿疹、婴儿湿疹等。

● 预防与调护

1.避免过度洗烫，暂停肥皂等刺激物洗涤，避免搔抓。

2.注意寻找诱因，避免各种可疑致病因素，减少或避免复发。

3.保持良好的生活习惯及心情愉快，避免过度劳累。

4.发病期间少食用辛辣、刺激及海鲜类、牛羊肉等食物。

● 治　疗

1.地肤子、蛇床子、苦参各30克，黄柏20克，苍耳子15克，水煎外洗，日2～3次。

2.马齿苋60克，黄柏、苦参各30克，水煎外洗，日2～3次。

3.鱼腥草50克，水煎外洗，日2～3次。可用于婴儿湿疹。

4.黄柏、五倍子各适量，共研细末，用香油调敷，日1次。

5.鲜马齿苋60克，水煎外洗，日2～3次。

6.透骨草50克，荆芥、防风各30克，水煎后加醋浸泡，日2～3次。可用于手足部湿疹。

7.马齿苋60克，苦参30克，黄柏、地榆、苍术各20克，水煎外洗或湿敷，日2～3次。可用于阴囊湿疹。

8.浮萍、大黄、苍耳子、蛇床子、地肤子、花椒各15克，水煎外洗，日1次。可用于阴囊湿疹。

9.金银花、连翘、防风各30克，艾叶20克，甘草10克，水煎外洗或湿敷，日1～2次。可用于面部湿疹。

10.白鲜皮、蛇床子、牡丹皮、苦参、黄柏各15克，荆芥、枯矾各10克，水煎外洗或湿敷，日1～2次。可用于急性湿疹。

11.大黄、黄柏、苦参、黄芩各15克，水煎外洗，日1～2次。可用于亚急性湿疹。

12.蛇床子、苍耳子、苦参、地肤子各15克，石菖蒲、大黄、浮萍各10克，水煎外洗或湿敷，日1～2次。可用于慢性湿疹。

汗疱疹

汗疱疹属于中医学"蚂蚁窝"范畴，是一种手掌、足跖部的水疱性疾病，是由于手足多汗、汗液潴留或感染病灶或镍、铬等金属系统性过敏引起的皮肤湿疹样疾病，精神因素可能为本病的重要原因之一。

● 临床表现

春秋季好发，常每年定期反复发作，以多发深在性的小水疱为主，无红晕，分散或群发生在手掌和手指侧面及指端，也可见于手背、足底，常对称分布，伴瘙痒，水疱不自行破裂，干涸后形成衣领状脱屑，真菌检查阴性。

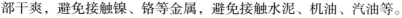

● 预防与调护

1. 换季时注意保持手部干爽，避免接触镍、铬等金属，避免接触水泥、机油、汽油等。

2. 避免精神过度紧张，保持愉快的心情。

3. 发作时避免搔抓，可减轻病情，不要用手撕脱皮肤。

4. 避免进食辛辣、刺激性食品；可多食用淮山、冬瓜等具有健脾除湿的蔬菜。

● 治疗

1. 苍耳子、地肤子、威灵仙、艾叶、吴茱萸各15克，水煎外洗或浸泡10分钟，日2～3次。

2. 苦参、威灵仙各20克，蛇床子15克，当归尾10克，水煎外洗或浸泡10分钟，日2～3次。

3. 马齿苋30克，当归20克，桃仁、茯苓各15克，水煎外洗或浸泡10分钟，日2～3次。

4. 丁香15克，浸泡500毫升75%乙醇3天后过滤，蘸药液涂患处，日2～3次。适用于手脱皮。

5. 白松树皮、白矾各适量，加水煮沸，适温泡手，日2～3次。适用于手汗多。

接触性皮炎

接触性皮炎属于中医学"漆疮""膏药风"范畴，是皮肤或黏膜接触某些外源性物质后，在接触部位其以外的部位发生的炎症反应。

●临床表现

在接触部位发生边界清楚的红斑、丘疹、丘疱疹，严重时红肿明显，出现水疱、大疱，疱壁紧张，破溃后形成糜烂、渗出、结痂，偶可发生组织坏死，皮损形态和接触物形态一致。多有痒、烧灼或胀痛感。反复接触或处理不当，可转化为亚急性或慢性皮炎，呈红褐色苔藓样变或湿疹样改变。

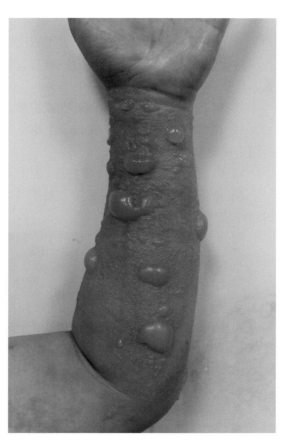

● 预防与调护

1. 尽量避免再次接触已知过敏原，慎用易致敏的外用药，不直接接触高浓度的任何药品或化学物质。

2. 不慎接触后，立即用大量清水冲洗接触部位，避免搔抓、热水烫洗，不使用可能产生刺激的药物。

3. 饮食清淡，避免辛辣刺激食物。

4. 与职业有关需要接触时，建议改进工作流程，加强防护措施。

●治 疗

1. 马齿苋、蒲公英各30克，黄柏、紫花地丁、金银花、野菊花各20克，水煎外洗或湿敷10分钟，日2～3次。适用于大量渗出、糜烂者。

2. 黄柏30克，黄芩、苦参各20克，大黄15克，水煎外洗或湿敷10分钟，日2～3次。

3. 金银花、防风各30克，艾叶、甘草各20克，水煎外洗或湿敷10分钟，日

2~3次。

4.马齿苋、白鲜皮各30克，水煎外洗或湿敷10分钟，日2~3次。

5.马齿苋50克，水煎外洗或湿敷10分钟，日2~3次。

6.鲜马齿苋50~100克，洗净捣烂取汁以棉签涂患处，或纱布浸透药汁湿敷10分钟，日2~3次。

7.生绿豆60克，洗净浸泡开水内12小时，取出捣烂外敷患处，日1~2次。

8.滑石粉600克，龙骨120克，川贝母、朱砂各18克，共研细末，取其粉末30克，甘油30克，蒸馏水1000毫升配成洗剂，日2~3次。适用于水肿无渗液者。

9.金银花、蒲公英、白鲜皮各30克，防风20克，甘草15克，水煎外洗或湿敷，日2~3次。

10.鲜石韦叶300克，水煎外洗或湿敷，日2~3次。

11.当归、丹参、桃仁、黄柏、生地各30克，水煎外洗或湿敷，日2~3次。可用于恢复期皮肤粗糙干燥。

12.白芷、紫草、牡丹皮、桑白皮、甘草各15克，水煎外洗可湿敷，日2~3次。

13.黄柏、黄芩、黄连、苦参、栀子各30克，野菊花、七叶一支花各15克，水煎外洗或湿敷，日1~2次。

13.生大黄、黄柏、苦参、地肤子、白鲜皮、蛇床子各15克，川椒10克，水煎外洗或湿敷，日1~2次。

14.白花蛇舌草、白蔹、白及、白鲜皮、白蒺藜各15克，水煎外洗或湿敷，日1~2次。

15.防风、荆芥、地榆、苦参、地肤子、蛇床子各30克，大黄20克，枯矾15克，甘草10克，水煎外洗或湿敷，日1~2次。

16.防风、荆芥、苦参、蝉蜕、淡竹叶、土茯苓各15克，甘草10克，水煎外洗或湿敷，日1~2次。

17.黄柏、马齿苋各30克，水煎外洗或湿敷，日1~2次。

丘疹性荨麻疹

丘疹性荨麻疹属于中医学"土风疮"范畴，又称"虫咬皮炎"，春秋季节多发，多见于婴幼儿及儿童，与昆虫叮咬有关，好发于暴露部位，是节肢动物叮咬而引起的外因性变态反应。

●临床表现

皮损为丘疹、风团或瘀点，也可出现红斑、丘疱疹或水疱，皮损中央常有刺吮点，散在分布或数个成群。常有剧痒，常复发。

●预防与调护

1. 注意个人卫生和职业防护，保持室内外环境清洁，消灭臭虫、蚤、虱、螨等昆虫。

2. 衣裤、被子勤洗多晒。衣柜等可以放置樟脑丸，以驱避害虫。

3. 尽量不去潮湿、阴暗的地方，尤其是下雨季节。避免与宠物、家禽接触。

4. 避免进食辛辣、刺激性食物。

●治 疗

1. 荷叶、白鲜皮、地榆、黄柏、马齿苋、麦冬各15克，水煎外洗，日2～3次。

2. 千里光、苦参、苍术、黄柏、艾叶、青蒿各30克，明矾20克，水煎外洗，日2～3次。

3. 野菊花、蒲公英、葎草各30克，水煎外洗，日2～3次。

4. 鲜大青叶、鲜马齿苋、鲜薄荷叶各等量，捣烂外敷，日2～3次。

5. 黄柏、黄芩、苦参、大黄各15克，水煎外洗，日2～3次。

6. 黄柏15克，水煎外洗，日2～3次。

7. 鲜马齿苋全草100克，水煎外洗，日2～3次。

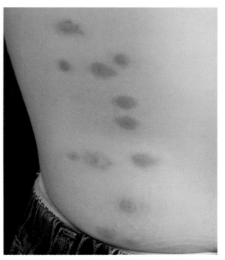

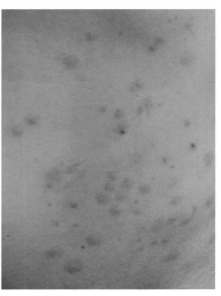

神经性皮炎

神经性皮炎属于中医学"牛皮癣""顽癣"范畴，也叫"慢性单纯性苔藓"，精神因素是主要诱因，以阵发性剧痒和皮肤苔藓样变为特征的慢性炎症性皮肤病。

●临床表现

根据受累范围分为局限性和播散性。

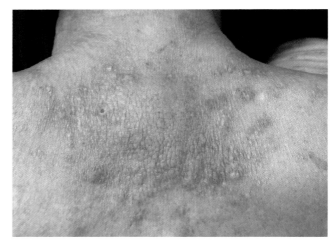

1.局限性多见，多见于中青年，好发于颈部、四肢伸侧、腰骶部、腘窝、股内侧、会阴、阴囊等，初发时局部阵发性瘙痒，经搔抓或摩擦等刺激后，出现成群粟粒至米粒大肤色、淡褐色或淡红色圆形或多角形扁平丘疹，表面光滑或有少量鳞屑，形成皮纹加深、皮嵴隆起的苔藓样变，皮损边界清楚，周围常见抓痕或血痂。

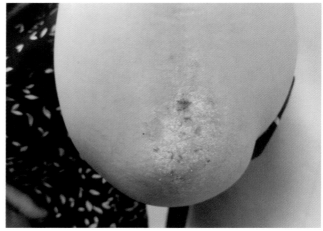

2.播散性皮疹分布广泛而弥散，好发于成年人及老年人。皮损多呈苔藓样变，自觉阵发性剧烈瘙痒，夜间尤甚，常影响睡眠而情绪烦躁形成恶性循环，长期难愈，愈后易复发。

●预防与调护

1.放松紧张情绪，避免焦虑、压力过大，作息要规律。

2.减少刺激，避免用力搔抓、摩擦及热水烫洗，打破瘙痒—搔抓的恶性循环。

3.皮肤护理时避免使用强碱性皮肤清洁剂或热水烫洗，沐浴后及时使用保湿剂。

4.限制酒类、辛辣刺激饮食，保持大便通畅。多食用新鲜蔬菜、水果。

●**治疗**

1.白鲜皮、苦参、蛇床子、地肤子各30克，水煎趁热熏洗，日2～3次。

2.蛇床子、苦参各15克，荆芥、防风各10克，水煎趁热熏洗，日2～3次。

3.黄柏100克，加入500毫升白醋，浸泡7天后过滤，取药液搽患处，日2～3次。

4.艾叶或艾条，灸患处，每次10～15分钟，日1～2次。

5.鸡血藤、当归、丹参、三棱、莪术、白鲜皮各15克，水煎趁热熏洗，日2～3次。

6.七叶一支花50克，水煎趁热熏洗，日2～3次。

7.硫黄、海螵蛸各10克，雄黄8克，共研细末，加凡士林72克（连同上药共100克），调匀成膏外用，日搽数遍厚涂，然后包扎，日1～2次。

8.生地、荆芥、防风、三棱、莪术、紫草各20克，蝉蜕、蜂房、甘草各10克，水煎外洗，日1～2次。

9.土槿皮、大枫子、苦参、白鲜皮、地肤子、苍术、防风各20克，共研细末布袋装好，蒸热后适温外敷，每次约15～20分钟，日1～2次。

10.威灵仙、苍术、苦参、白鲜皮、地肤子、苍耳子各10克，水煎外洗，日1～2次。

11.黄柏、苦参、生地各20克，赤芍、蛇床子、地肤子、土茯苓各15克，甘草10克，水煎外洗，日1～2次。

12.土槿皮、乌梅各20克，雄黄10克，加入250毫升白醋浸泡14天后，蘸药液搽患处，日1～2次。

13.白蒺藜100克，加入500毫升75%的乙醇溶液浸泡7天后过滤，蘸药液搽患处，日1～2次。

14.百部、地肤子、白鲜皮、蛇床子各适量，雄黄3克，加入500毫升75%的乙醇溶液浸泡7天后过滤，蘸药液搽患处，日1～2次。

15.重楼30克研细末，用植物油调匀外用，日1～2次。

16.韭菜、大蒜各20克捣烂如泥外敷，日1～2次。

17.陈茶叶、艾草、老姜各30克，紫皮大蒜10克捣烂，水煎外洗，日1～2次。

18.黄柏、荆芥、牡丹皮、徐长卿各30克，地肤子、白鲜皮、浮萍、甘草、白矾各10克，水煎外洗，日1～2次。

皮肤瘙痒症

皮肤瘙痒症属于中医学"风瘙痒""痒风"范畴，是一种皮肤瘙痒而无原发皮损的皮肤病。

●**临床表现**

根据皮肤瘙痒的范围和部位分为全身性和局部性两种。

1.全身性瘙痒症：开始为全身或初起为局限于一处继而扩展至全身。常常夜间加重，间断性、阵发性发作。严重者不停地搔抓，难以忍受，甚至出现抓痕、血痂、色素沉着、皮肤肥厚、湿疹样变。老年人因皮肤萎缩、干燥加上喜欢热水烫洗引起的称为老年瘙痒症，在秋冬季节多发。

2.局限性瘙痒症：多局限在身体的某一部位，如头皮、小腿、外

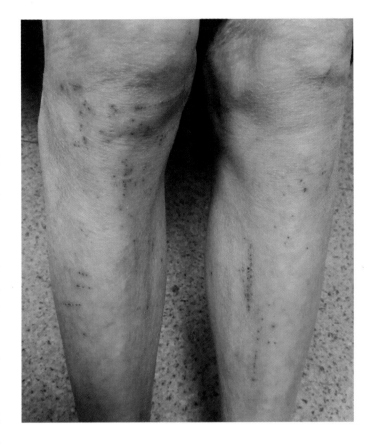

耳道、外阴、肛门等。因不停地搔抓引起局部皮肤肥厚、粗糙、破皮、渗血、糜烂、红肿等。

●**预防与调护**

1.避免过度搔抓，防止抓破皮肤，继发感染。

2.避免各种化学、物理性刺激，避免热水烫洗、碱性强的肥皂。老年患者洗澡不宜过勤，保湿剂需长期使用防止皮肤干燥。

3.饮食宜清淡，生活有规律，保持良好的睡眠与休息。避免精神过度紧张、焦虑。

4.冬季尽量穿纯棉衣物，避免硬质衣领摩擦皮肤。

　　5.全身性瘙痒症要注意检查有无糖尿病、甲状腺功能减退症等疾病。

●治　疗

　　1.马齿苋、苦参、地肤子、蛇床子、黄柏、百部、白鲜皮各30克，水煎外洗，日1～2次。

　　2.荆芥、防风、苦参、丝瓜络、蛇床子、白鲜皮各30克，水煎外洗，日1～2次。

　　3.荷叶、麦冬、蛇床子、苦参、白鲜皮、薄荷、荆芥、白矾、防风各15克，水煎外洗，日1～2次。

　　4.菟丝子、蛇床子、白鲜皮、苦参各15克，水煎外洗，日1～2次。

　　5.白鲜皮、苦参、黄芩各30克，薄荷、浮萍各15克，水煎外洗，日1～2次。

　　6.苍耳子根叶适量，切碎水煎外洗，日1～2次。

　　7.苦参、川椒各适量，水煎外洗，日1～2次。

　　8.艾叶30克，防风15克，花椒10克，雄黄6克，水煎外洗，日1～2次。

　　9.野菊花、马齿苋各30克，地肤子、白鲜皮各15克，川椒10克，水煎外洗，日1～2次。

　　10.苦参、地肤子各30克，水煎外洗，日1～2次。

　　11.金银花、枯矾、苍术、黄柏、地肤子、白鲜皮、蛇床子、防风、大黄各15克，水煎外洗，日1～2次。

　　12.蛇床子、土茯苓、白鲜皮、苦参、荆芥、防风各20克，明矾15克，花椒10克，水煎外洗，日1～2次。

　　13.藿香20克，细辛5克，加入500毫升75%的乙醇溶液浸泡7天后过滤，蘸药液搽患处，日1～2次。

　　14.生地、地榆、地骨皮、地肤子、荆芥、防风、土茯苓、白鲜皮各15克，水煎外洗，日1～2次。

　　15.苦参、土茯苓、百部、龙胆草、荆芥、黄柏、苍术、地肤子各15克，川椒10克，水煎外洗，日1～2次。

　　16.苍耳子、艾叶、蜂房、白鲜皮、苦参、地肤子、土槿皮各15克，川椒10克，白矾5克，水煎外洗，日1～2次。

结节性痒疹

结节性痒疹属于中医学"马疥"范畴，是一种慢性、炎症性、瘙痒性的皮肤病。

● 临床表现

多见于成年人，尤以女性多见。一般先起于下肢伸侧，渐扩展至四肢、躯干。皮损最初为风团样丘疹或丘疱疹，渐形成豌豆大半球状结节，肤色或灰褐色，质坚实，数目多少不一，结节孤立散在而不融合，日久表面由光滑渐变为粗糙及角化增厚，因瘙抓出现抓痕、血痂，周围皮肤色素沉着。自觉瘙痒，以夜间及精神紧张时为甚。病程缓慢，迁延多年。

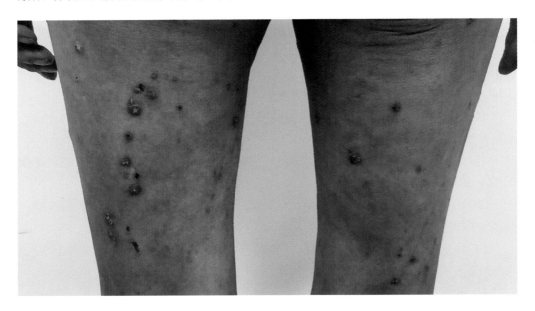

● 预防与调护

1. 预防昆虫叮咬，保持皮损部位清洁，避免继发感染。

2. 避免搔抓、外界摩擦刺激、热水烫洗。

3. 饮食宜清淡，忌辛辣、刺激食物，保持大便通畅。

4. 保持愉快的心态，避免精神紧张、压力过大。

● 治疗

1. 大风子、白鲜皮、荆芥各20克，三棱、莪术、牡丹皮、地肤子、苦参各15克，水煎外洗，日1~2次。

2. 透骨草、千里光各30克，苦参20克，桃仁、红花、紫苏各15克，水煎外洗，日1～2次。

3.黄柏20克，蛇床子、百部、花椒、川芎、丹参、苍术各15克，水煎外洗，日1～2次。

4.蛇床子50克，加入250毫升75%乙醇，浸泡7天后过滤，取药水搽患处，日2～3次。

5.苦参、百部、皂角、大青叶、地肤子各30克，水煎外洗，日1～2次。

5.黄柏、蛇床子、百部、川芎、苍术、地肤子、白鲜皮各15克，川椒、枯矾各10克，水煎外洗，日1～2次。

6.石菖蒲、茯苓、地肤子、白鲜皮、苦参各15克，水煎外洗，日1～2次。

7.当归、白芍、白鲜皮、地肤子、百部、五味子、白花蛇舌草、鹤虱各15克，水煎熏洗，日1～2次。

8.土茯苓、苦参、地肤子、白鲜皮、蛇床子、萆薢、黄柏、白蒺藜各15克，水煎外洗，日1～2次。

9.徐长卿、皂角刺、大枫子、牡丹皮、白鲜皮、荆芥、防风、苦参各20克，紫草、大黄各10克，水煎外洗，日1～2次。

10.百部15克，雄黄3克，加入500毫升75%的乙醇溶液浸泡7天后过滤，蘸药液搽患处，日1～2次。

11.大黄、川芎、透骨草、干姜、花椒各10克，冰片3克，水煎外洗，日1～2次。

12.白蒺藜、艾叶、牡丹皮各20克，地肤子、白鲜皮、徐长卿、苦参、地骨皮、苍耳子、夏枯草各10克，水煎外洗，日1～2次。

13.白鲜皮、白花蛇舌草、当归、蛇床子、猫爪草、白矾各15克，水煎外洗，日1～2次。

14.蝉蜕、金银花、连翘、白花蛇舌草、蒲公英、夏枯草、茯苓、蜂房、土槿皮、马齿苋各12克，水煎外洗，日1～2次。

15.大黄、苦参、威灵仙、黄柏、地肤子、白鲜皮、薄荷各10克，冰片5克，水煎外洗，日1～2次。

荨麻疹

荨麻疹属于中医学"瘾疹"范畴，俗称"风疹块"，是食物或食物添加剂，吸入物如花粉、羽毛等，细菌、病毒、寄生虫等感染，某些药物，冷热刺激，昆虫叮咬，胃炎、肠炎、肿瘤等内科疾病，精神紧张、感情冲动、月经、妊娠等精神因素及内分泌改变及某些遗传因素等引起的皮肤、黏膜小血管扩张及渗透性增加出现的一种局限性水肿反应，成批出现，此起彼伏，持续时间一般不超过 24 小时，消退后不留痕迹，常伴剧烈瘙痒。

●临床表现

急性荨麻疹骤然出现风团，部位不定，可呈红色或苍白色，大小不等、形态不规则，消退迅速，此起彼伏，常伴有剧烈瘙痒，持续时间一般不超过 24 小时。病情重者，可累及呼吸道，出现气喘、心慌、胸闷、呼吸困难等症状，累及胃

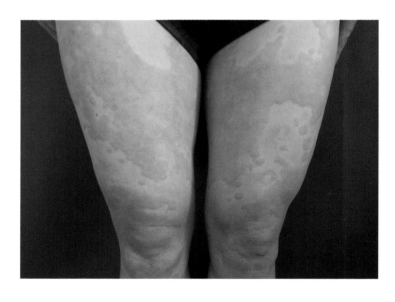

肠道，出现恶心、呕吐、腹痛、腹泻等症状，严重者可发生过敏性休克而危及生命，因急性感染等因素引起的可伴有高热、白细胞增高。风团反复发作超过 6 周者称为慢性荨麻疹。

●预防与调护

1.积极寻找病因，减少各种促发因素，如因食物、药物或吸入花粉、接触动物皮毛等发病，应避免再次接触。

2.怀疑与慢性炎症如幽门螺旋杆菌胃炎相关，积极治疗慢性炎症性疾病。

3.注意作息规律，避免情绪激动、焦虑等精神因素，保持良好的心态。

4.少食鱼虾蟹、牛羊肉等食物。

5.注意天气变化，自我调适寒温；加强体育锻炼，增强抵抗力。

●**治 疗**

1. 黄精、荆芥、防风、蛇床子各30克,川芎、苏叶各20克,水煎外洗,日2～3次。

2. 黄柏、黄芩各30克,苦参20克,大黄15克,水煎外洗,日2～3次。

3. 鸡冠花、苍耳草各30克,水煎外洗,日2～3次。

4. 地肤子30克,蝉蜕15克,水煎外洗,日2～3次。适用于孕妇及小儿不能服药者。

5. 马齿苋、白鲜皮各30克,水煎外洗,日2～3次。

6. 冬瓜皮、紫苏叶各适量,水煎外洗,日2～3次。

7. 香樟木、晚蚕砂各30～60克,水煎外洗,日1～2次。适用于慢性荨麻疹。

8. 地肤子120克,水煎外洗,日1～2次。

9. 苍耳子、浮萍、地肤子、白蒺藜、荆芥、防风各适量,取上药一种或二种,水煎外洗,日1～2次。

10. 莴苣叶、芝麻梗、食盐、白矾各15克,水煎外洗,日1～2次。

11. 荆芥穗15克,揉碎炒热,装布袋内搽患处,日1～2次。

12. 苦参、白鲜皮、地肤子各15克,共研细末,白醋调匀外敷脐部,日1～2次。

13. 徐长卿、乌梅、苦参、白鲜皮、地肤子、蝉蜕各15克,水煎外洗,日1～2次。

14. 艾叶30克,白矾15克,水煎外洗,日1～2次。

15. 苦参、土茯苓、浮萍、苍耳子各20克,蝉蜕、薄荷、荆芥、防风、白矾各10克,水煎外洗,日1～2次。

16. 千里光、防风、地肤子、白鲜皮、蝉蜕各15克,水煎外洗,日1～2次。

17. 茵陈、地肤子、荆芥穗、白鲜皮、白花蛇舌草、马齿苋各20克,水煎外洗,日1～2次。

18. 夜交藤、苍耳子、白蒺藜、蝉蜕、白鲜皮、地肤子各20克,水煎外洗,日1～2次。

血管性水肿

血管性水肿属于中医学"赤白游风""游风""驴嘴风""白游风"范畴，是由真皮深部和皮下组织小血管扩张、渗透性升高，渗出液自血管进入疏松组织形成的局限性水肿。

● **临床表现**

多见于眼睑、口唇、包皮等皮下组织疏松处，表现为局限性水肿，表面皮肤紧张发亮，境界不清楚，质地柔软，呈不可凹陷性水肿，瘙痒不明显，可有肿胀麻木感，常单发或同一部位反复发生，一般持续1~3天后消退，消退后不留痕迹，常合并

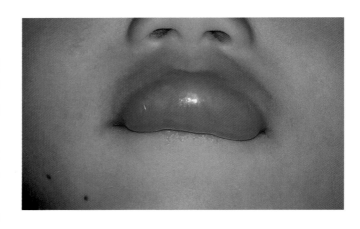

荨麻疹。喉头黏膜血管性水肿可有气闷、声嘶、喉部不适、呼吸困难，甚至引起窒息。

● **预防与调护**

1. 尽可能去除或避免接触相关病因。

2. 累及喉部黏膜出现呼吸困难等症状，立即就医。

3. 注意作息规律，避免情绪激动、焦虑等精神因素，保持良好的心态。

4. 少食鱼虾蟹、牛羊肉等食物。

5. 注意天气变化，自我调适寒温；加强体育锻炼，增强抵抗力。

● **治 疗**

1. 浮萍、紫草、荆芥、大飞扬各30克，水煎外洗或湿敷，日1~2次。

2. 防风、苦参、白芍各10克，水煎外洗或湿敷，日1~2次。

3. 地肤子、蛇床子、白鲜皮各10克，水煎外洗或湿敷，日1~2次。

4. 白芷、菊花、桑叶各10克，水煎外洗或湿敷，日1~2次。

5. 桂枝、羌活、独活、桑皮、连翘各10克，水煎外洗或湿敷，日1~2次。

银屑病

银屑病属于中医学"白疕""松皮癣""干癣"范畴，又叫"牛皮癣"，是一种与遗传、免疫、感染、药物、内分泌、神经精神因素、环境等相关的慢性、复发性、炎症性皮肤病，无传染性，治疗困难，常罹患终生。

●临床表现

分为寻常型、脓疱型、关节病型、红皮病型4种：

1.寻常型银屑病：最为常见，典型表现为边界清楚的红色丘疹、斑块上覆盖多层干燥的银白色鳞屑，轻轻刮除表面鳞屑，可见一层淡红发亮的半透明薄膜，进一步刮除薄膜，出现小出血点，指甲/趾甲可出现甲板上点状凹陷、无光泽，头发可出现束状发。皮损在不同病程也可有多种皮损，如点滴状、钱币状、地图状、带状等，也可有肥厚或呈疣状。

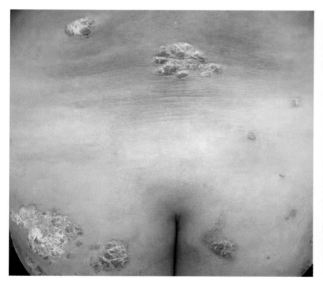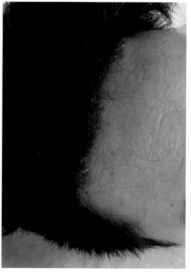

2.脓疱型银屑病：可能与应用糖皮质激素治疗或在银屑病进行期因外用药刺激激发有关，也可能与感染有关，在银屑病的基本损害上出现密集的针头至粟粒大小的潜在性无菌性小脓疱，在表面覆盖着不典型的银屑病鳞屑，脓疱迅速增多成为大片，部分融合成脓湖或成为环形红斑，常伴有高热、关节痛和肿胀、全身不适及白细胞增多、血沉加快等。病情减轻后，可出现寻常型银屑病皮损，多呈周期性反复发作，也可发展为红皮病。可并发肝肾系统损害，也可继发感染、电解质紊乱或器官衰竭而危及生命。

3.关节病型银屑病：除有银屑病损害外，还有类风湿关节炎症状，关节症状与皮肤症状同时加重或减轻，多见于手、腕及足等小关节，指（趾）末端关节受累最普遍，出现红肿、疼痛，大关节可有积液，附近的皮肤也常红肿，关节活动逐渐受限制，长久后可有关节强直及肌肉萎缩，血清类风湿因子检查阴性。

4.红皮病型银屑病：是一种严重的银屑病，常因急性进行期银屑病外用刺激性较强或使用不当的药物，或长期大量应用糖皮质激素突然停药或减量太快而引起，脓疱型银屑病在脓疱消退过程中也可出现红皮病改变。起初在原有皮损部位出现潮红，迅速扩大，最后全身皮肤呈弥漫性红色或暗红色，炎症浸润明显，表面附有大量鳞屑，不断脱落，期间常伴有小片正常皮岛，常伴有发热、畏寒、头痛等不适的全身症状。病程顽固，治愈后易复发。

● 预防与调护

1.注意消除精神创伤，解除思想顾虑，避免各种刺激，慎用或不用诱发和加重银屑病的药物，防止长期或滥用药物，避免过度和伤害性治疗。

2.在秋冬季节特别注意保暖，避免感冒等上呼吸道感染。消除咽炎、扁桃体炎等慢性诱发性感染灶。

3.皮肤屏障功能不全与银屑病的复发密切相关，注意皮肤保湿，修复皮肤屏障。适度淋浴，切忌热水过度烫洗。

4.避免饮酒及辛辣、刺激性食物。

5.本病病程长，建议坚持治疗，巩固疗效，防止复发。

● 治 疗

1.鸡血藤50克，野菊花、紫草、蒲公英、白鲜皮各30克，水煎外洗，日1～2次。

2.侧柏叶100克，紫苏叶50克，水煎外洗，日1～2次。

3.连翘30克，黄柏、紫花地丁、蒲公英各20克，水煎外洗，日1～2次。可用于皮疹发作期患者。

4.当归、鸡血藤、丹参、白花蛇舌草、地肤子各30克，水煎外洗，日1～2次。可用于皮疹静止期患者。

5.马齿苋、蒲公英各50克，连翘、野菊花、金银花各30克，水煎湿敷，日1～2次。多次、分批外敷，一次外敷面积不可过大，避免受凉等。适用于红皮病型或脓疱型银屑病。

6.侧柏叶、楮桃木各250克，水煎外洗，日1～2次。

7.硫黄、海螵蛸、红粉各10克，雄黄8克，凡士林加至200克，调匀外搽，日1～2次。适用于银屑病静止期。

玫瑰糠疹

玫瑰糠疹属于中医学"风热疮""风癣"范畴，是一种病因不明的急性红斑、丘疹、鳞屑性、炎症性皮肤病，可能与感染、药物、自身免疫、遗传性过敏等因素有关。

● **临床表现**

先于躯干、四肢近端出现一个圆形或椭圆形淡红色斑丘疹，渐扩大，直径可达 2～5 厘米或更大，上附细小鳞屑，称为母斑。常在 1～2 周后躯干、四肢泛发对称性斑疹、斑丘疹，呈玫瑰色或黄褐色，圆形或椭圆形，长轴与皮纹一致，附着少许细小糠状鳞屑。还可出现紫癜、风团、水疱，口腔黏膜损害罕见。部分患者有低热、头痛、咽喉痛、关节痛、胃肠道不适及浅表淋巴结肿大等。瘙痒程度不等。有自限性，一般 6～8 周自然痊愈，很少复发。

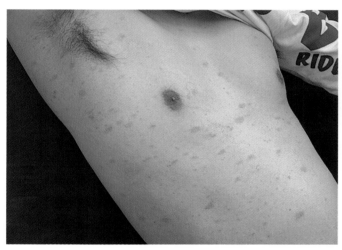 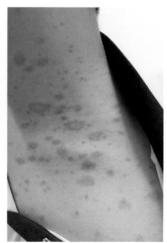

● **预防与调护**

1. 清淡饮食，忌辛辣饮食、烟酒，多吃新鲜水果、蔬菜。
2. 不可外用刺激性药物。
3. 注意皮肤清洁卫生，忌过度热水、肥皂烫洗。
4. 加强锻炼，提高机体免疫功能。

● **治 疗**

1. 苦参、蛇床子各 30 克，明矾 10 克，水煎外洗，日 2～3 次。
2. 黄柏、黄芩各 30 克，苦参 20 克，大黄 15 克，水煎外洗，日 2～3 次。

3. 白茅根、槐花、板蓝根、白鲜皮、土茯苓、薏苡仁各 30 克，紫草、苦参、地肤子各 15 克，水煎外洗或熏洗全身，日 1～2 次。

4. 紫草、马齿苋各 60 克，苦参、浮萍、野菊花、白鲜皮各 30 克，黄柏 20 克，白芷 15 克，水煎外洗，日 1～2 次。

5. 谷糠 500 克，麦麸 250 克，水煎外洗，日 1 次。

6. 鲜地肤子、鲜苎麻叶各 60～100 克，洗净捣烂取汁，棉签蘸搽患处。

7. 板蓝根、大青叶、地肤子、白鲜皮各 20 克，紫草、金银花、野菊花、蜂房、荆芥、防风各 15 克，甘草 10 克，水煎外洗，日 1～2 次。

8. 紫草 30 克，水煎外洗，日 1～2 次。

9. 桑叶、防风、地肤子、白鲜皮、蝉蜕、金银花各 20 克，连翘、紫草、生地、赤芍、牡丹皮、板蓝根各 15 克，水煎外洗，日 1～2 次。

10. 茯苓、大腹皮、冬瓜皮、地骨皮、牡丹皮、桑白皮、白鲜皮、大青叶各 15 克，水煎外洗，日 1～2 次。

11. 生地、苦参、蛇床子、地肤子、蝉蜕、白芷各 20 克，野菊花、紫花地丁、大青叶各 15 克，水煎外洗，日 1～2 次。

12. 赤芍、牡丹皮、紫草、板蓝根、重楼、荆芥、防风、蜂房各 15 克，水煎外洗，日 1～2 次。

13. 生地 30 克，荆芥、防风、赤芍、白鲜皮、地肤子、蝉蜕、大青叶各 15 克，水煎外洗，日 1～2 次。

14. 当归、赤芍、白蒺藜、防风、荆芥、板蓝根、大青叶各 10 克，甘草 6 克，水煎外洗，日 1～2 次。

15. 土茯苓、紫草各 15 克，苦参、徐长卿、地肤子、大青叶各 15 克，水煎外洗，日 1～2 次。

16. 当归、鸡血藤、丹参、马齿苋、大青叶、紫苏叶各 15 克，水煎外洗，日 1～2 次。

白色糠疹

白色糠疹又叫"单纯糠疹"，属于中医学"花癣"范畴，俗称"桃花癣""虫斑"，与马拉色菌感染、蛔虫等寄生虫感染、营养不良、维生素缺乏、风吹、日晒、肥皂过度清洗和皮肤干燥、铜缺乏等多因素相关的一种以细薄鳞屑性色素减退为特征的一种皮炎。

●临床表现

好发于儿童及青少年。春季多见。表现为圆形或椭圆形色素减退性斑片，大小不等，边界较清楚，上有细薄鳞屑，好发于面部，躯干四肢亦可发生。一般无自觉症状，也可有轻度瘙痒。数月或更长时间后可自行消退。

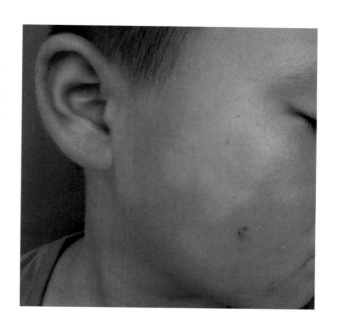

●预防与调护

1. 避免过度使用热水、肥皂清洗或暴晒。

2. 多吃富含维生素 B 的新鲜水果、蔬菜。

●治　疗

本病可自行消退，一般不需要治疗。平素多吃富含 B 族维生素的新鲜蔬菜和水果。也可选用：

1. 马齿苋 15～30 克，洗净捣烂取汁，加少许茶油调匀，蘸药汁涂患处，日 2～3 次。

2. 青黛、黄柏各 20 克，煅石膏 200 克，共研细末，用麻油调匀涂患处，日 2～3 次。

白癜风

白癜风属于中医学"白癜""白驳""斑白"范畴，是一种与遗传因素、神经精神因素、黑素细胞自毁、免疫、细胞因子、自由基、表皮氧化应激、微量元素等相关的原发性、局限性或泛发性的皮肤、黏膜色素脱失症。

●临床表现

可发生于身体任何部位，好发于身体肤色相对较深的部位，如面、手背、乳头、腋下、肚脐、骶部、腹股沟和肛门生殖器部位，表现为牛奶白或粉笔白色的斑点或斑片，周围是正常皮肤。常无自觉症状，累及部位皮肤偶有瘙痒。

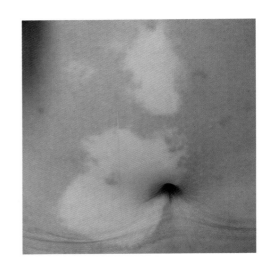

●预防与调护

1.保持良好的心态，树立信心，坚持治疗。避免外伤、熬夜、精神压力过大。

2.少吃富含维生素C的食物及菠菜、芹菜、苋菜等蔬菜，多食用豆类制品和富含B族维生素食物。

3.避免夏季复发加重。可进行适当的日光浴及光疗，注意光的强度和时间，正常皮肤需要搽遮光剂或盖遮盖物，以免损伤皮肤。

4.避免滥用药物，尤其是刺激性过强易损伤皮肤的外用药。

●治 疗

1.补骨脂、麦冬各30克，苍术、茜草各15克，决明子、白芷各10克，加入1000毫升75%乙醇，浸泡7天后去渣过滤，蘸药水外搽，日1～2次。

2.补骨脂、骨碎补、花椒、黑芝麻、石榴皮各50克，加入1000毫升75%乙醇，浸泡7天后去渣过滤，蘸药水外搽。日1～2次。

3.补骨脂250克，加入1000毫升75%乙醇，浸泡7天后去渣过滤,蘸药水外搽,日1～2次。

4.乌梅100克，加入1000毫升75%乙醇，浸泡7天后去渣过滤，蘸药水外搽，日1～2次。

5.当归、白芷、防风、白矾、连翘、紫花地丁、土茯苓各15克，地骨皮、荆芥、杏仁、薄荷各10克，水煎外洗，日2～3次。

痤疮

痤疮属于中医学"粉刺"范畴，俗称"痘痘"、"青春痘"，是皮肤科门诊常见的一种毛囊皮脂腺的慢性、炎症性疾病，在青春期发病率高，在青春期后往往能够自然减轻或者痊愈，少数病人可迁延不愈至30岁以上。

●临床表现

皮疹好发于额部、面颊部以及胸部、肩背部。初期为圆锥形的丘疹，继而可形成大小不等的暗红色结节、囊肿。根据皮疹严重程度，痤疮可分为4级：

1.轻度（Ⅰ级）：以粉刺为主，少量丘疹和脓疱，总病灶数少于30个。

2.中度（Ⅱ级）：有粉刺，中等数量的丘疹和脓疱，总病灶在31～50个。

3.中度（Ⅲ级）：大量丘疹和脓疱，偶见大的炎性皮疹，分布广泛，总病灶数在51～100个，结节少于3个。

4.重度（Ⅳ级）：结节、囊肿，伴疼痛，病灶多于100个，结节或囊肿多于3个。

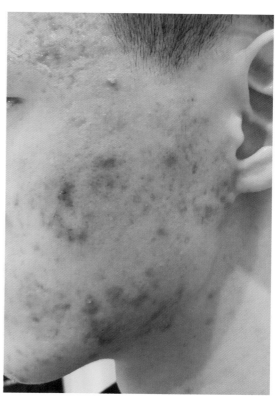

●预防与调护

1.多吃蔬菜和水果，少食甜食及辛辣、刺激食品，保持大便通畅。

2.根据自己的皮肤类型选择合适的护肤品，注意面部清洁、保湿和减少油脂分泌。

3.切忌自行用手抠抓或挤压粉刺，避免留瘢痕。慎用糖皮质激素药膏。

4.保持良好的生活习惯，规律的作息时间，不熬夜。

●治 疗

1.马齿苋30克，苦参、陈皮各15克，苍术、蛇床子、白及各10克，细辛6克，水煎外洗，日2~3次。

2.苦参、蒲公英、龙胆草、牡丹皮各30克，地肤子、大青叶各20克，水煎外洗，日2~3次。

3.紫花地丁、半夏各30克，白芷20克，丹参15克，当归10克，水煎外洗或湿敷，日2~3次。

4.金银花20克，马齿苋15克，槐花、蒲公英、连翘各10克，水煎外洗或湿敷，日1~2次。

5.皂角、透骨草各30克，水煎外洗或湿敷，日1~2次。适用于脓疱和结节性痤疮。

6.木芙蓉叶适量，水煎外洗或湿敷，日1~2次。

7.鲜鱼腥草、鲜马齿苋各适量，捣烂取汁涂患处，日1~2次。

8.丹参、紫花地丁、当归、白芷、半夏各15克，水煎外敷，日1~2次。

9.白蔹、白及、连翘、丹参、栀子、大青叶、马齿苋、败酱草各15克，水煎外敷，日1~2次。

10.丹参、侧柏叶、黄芩、紫花地丁各15克，水煎外敷，日1~2次。

11.当归、白芷、丹参、紫草各15克，水煎外敷，日1~2次。

12.黄芩、大黄、白芍、白花蛇舌草各10克，水煎外敷，日1~2次。

13.夏枯草、海藻、昆布、白芷、黄连各10克，冰片1.5克，共研细末，加蜂蜜调膏外用，日1~2次。

14.鱼腥草、大青叶、金银花、蒲公英、紫花地丁、野菊花、茯苓、槐花各15克，水煎外敷，日1~2次。适用于脓肿结节型痤疮。

15.地骨皮、白鲜皮、牡丹皮、生地、赤芍、川芎各10克，水煎外敷，日1~2次。

16.马齿苋、丹参、黄芩、栀子、赤芍、当归、苦参、茯苓各15克，水煎外敷，日1~2次。

17.苦参20克，蛇床子、香附、牡丹皮、白芷、地肤子、金银花各15克，枯矾5克，水煎外敷，日1~2次。

酒渣鼻

酒渣鼻又称玫瑰痤疮，属于中医学"酒皶鼻""赤鼻"范畴，俗称"红鼻子""糟鼻子"，是一种毛囊皮脂腺慢性、炎症性疾病，主要累及面中部，尤其是鼻及鼻周。多见于中年人，女性多于男性，但病情严重者往往是男性。

●临床表现

早期可见面中部红斑、小丘疹、脓疱；中晚期可出现毛细血管扩张、丘疹、结节，甚至鼻尖肥大。根据病程分为3期：

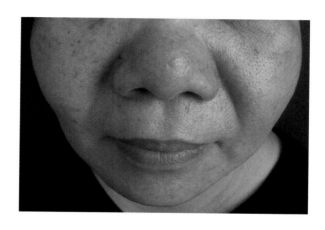

1.红斑与毛细血管扩张期：面中部红斑，并逐渐出现毛细血管扩张，以鼻翼尤为明显，常常伴鼻部毛囊孔扩大，油脂分泌增多。

2.丘疹脓疱期：在红斑上出现丘疹、脓疱甚至结节、囊肿。

3.鼻赘期：鼻尖肥大、外观畸形如赘生物，挤压时常有白色黏稠物溢出。

●预防与调护

1.少食辛辣、刺激食物，少饮浓茶、咖啡，饮食清淡，保持大便通畅。

2.避免暴晒和长期在高温、湿热等环境中工作。避免过冷、过热刺激。

3.保持良好的生活规律，避免精神紧张、压力过大。

4.忌在鼻部搔抓、挤压，刺激皮肤。

●治　疗

1.大黄、硫黄各适量，调水外搽，日1～2次。适用于红斑期。

2.黄柏、黄芩各30克，苦参20克，大黄15克，水煎外洗或湿敷，日2～3次。适用于丘疹脓疱期。

3.当归15克，三棱、莪术各10克，水煎外洗或湿敷，日1～2次。适用于鼻赘期。

4.地骨皮、黄柏、苦参、大黄、百部各15克，桑白皮10克，水煎外洗或湿敷，日1～2次。

5.金银花、蒲公英各15克，虎杖、山楂各12克，炒枳壳、酒大黄各10克，水煎外洗或湿敷，日1～2次。

脂溢性皮炎

脂溢性皮炎也叫脂溢性湿疹，属于中医学"白屑风""面游风"范畴，发生在头面、胸背等皮脂溢出部位的一种慢性、丘疹鳞屑性、浅表炎症性皮肤病，伴有不同程度的瘙痒。与正常人群共生的马拉色菌与脂溢性皮炎的发病或加重相关。

●临床表现

好发于头面部、胸背中央等多脂多毛部位，初为毛囊周围炎性丘疹，渐扩大融合成大小不等的黄红色斑片，边界清楚，上附有厚薄不等、油腻、灰黄色鳞屑或结痂，病程呈慢性，可伴发脂溢性脱发、痤疮、酒渣鼻。婴儿脂溢性皮炎可发展至脱屑性红皮病，全身红斑、脱屑。

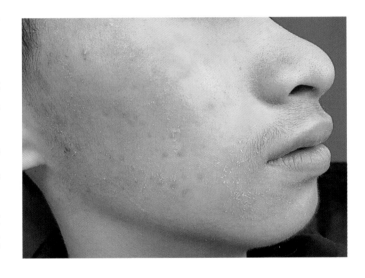

●预防与调护

1.保持皮肤清洁，避免刺激性强、碱性肥皂外洗，避免搔抓。

2.保持生活规律，睡眠充足。

3.限制多脂及多糖饮食，忌酒精及辛辣、刺激性食物，多吃水果、蔬菜。

●治 疗

1.透骨草、侧柏叶各120克，皂角60克，白矾10克，水煎外洗，日1次或隔日1次。适用于头皮脂溢性皮炎。

2.苍耳子、王不留行各30克，苦参15克，白矾10克，水煎外洗，日1次或隔日1次。适用于头皮脂溢性皮炎。

3.马齿苋、透骨草、苦参、黄柏各30克，水煎外洗或湿敷，日2～3次。

4.黄柏、黄芩各30克，苦参20克，大黄15克，水煎外洗或湿敷，日2～3次。

5.透骨草60克，龙葵30克，水煎外洗或湿敷，日1～2次。

6.马齿苋适量，水煎外洗或湿敷，日2～3次。

7.蛇床子、苦参、白鲜皮、黄柏各15克，水煎外洗，日2～3次。

扁平苔藓

扁平苔藓属于中医学"紫癜风"范畴，是一种可能与遗传、免疫、病毒感染、神经精神因素、某些药物等有关的慢性、炎症性疾病，以紫红色多角形扁平丘疹为特征表现，可发生于皮肤、毛囊、黏膜和指、趾甲，常伴瘙痒。

●临床表现

可发生于任何部位，四肢多见，典型皮损为紫红色或紫蓝色扁平丘疹，呈多角形，边界清楚，表面有薄膜，可见白色光泽小点或细浅的白色网状条纹，可融合成片。常累及黏膜，口腔黏膜最常见，出现糜烂；累及头皮，可造成永久性脱发；累及甲，可出现甲板增厚或变薄，出现纵脊、纵沟或甲翼状胬肉，重者可引起脱甲。

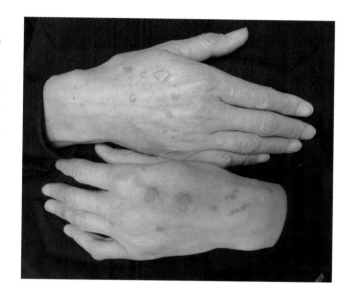

●预防与调护

1. 消除或减轻精神紧张、焦虑、失眠。
2. 避免搔抓、烫洗。
3. 口腔黏膜受累者，忌辛辣饮食、吸烟、假牙等刺激，避免感染。
4. 避免滥用药物。

●治　疗

1. 黄柏、黄芩各30克，苦参20克，大黄15克，水煎外洗或湿敷，日2～3次。
2. 生石膏30克，苦参、白鲜皮、鸡血藤各15克，生地、当归、防风、蝉蜕各12克，水煎外洗，日2～3次。
3. 大青叶、金银花、甘草各15克，水煎漱口，日2～3次。适用于口腔黏膜损害者。
4. 金银花、甘草、菊花各适量，水煎漱口，日2～3次。适用于口腔黏膜损害者。
5. 柴胡、郁金、香附、防风、蒲公英各30克，水煎外洗，日2～3次。

过敏性紫癜

过敏性紫癜属于中医学"葡萄疫""紫斑病"范畴，是侵犯皮肤或其他器官的毛细血管及毛细血管后静脉的小血管炎性疾病。

●临床表现

儿童多发，常以皮肤、黏膜紫癜为主要表现，好发于四肢伸侧及臀部，对称分布，也可累及躯干和面部，出现小而分散的瘀点或风团样改变，继而出现可触及紫癜，单个皮损一般在一周内消退，成批的皮损可反复发生，紫癜可融合成大片瘀斑，也可有水疱、大疱、溃疡等改变。侵犯胃肠道可出现腹绞痛、呕吐、出血等；关节受累出现关节痛，膝踝关节常见；常累及肾脏，出现蛋白尿、血尿等。

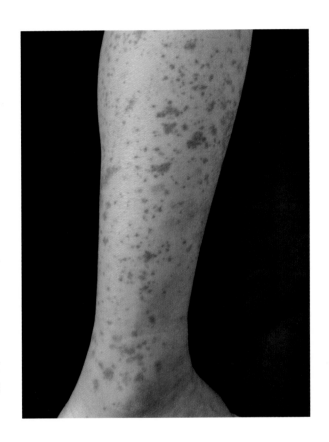

●预防与调护

1.积极寻找并去除或尽量避免病因，如防治上呼吸道感染，去除感染病灶（如龋齿），避免服用可疑药物及食物。

2.饮食宜清淡易消化，有胃肠道症状者应尽量少食粗纤维食物，有消化道出血者应暂时禁食，由静脉补充营养。

3.忌烟酒及辛辣、刺激食物。

4.多休息，避免紧张、焦虑情绪。

5.发病期间抬高患肢减少站立及行走，避免剧烈运动，防止并发症。

●治 疗

1.紫草、仙鹤草、生地、地榆各30克，荆芥、牡丹皮20克，水煎外洗，日1~2次。

2.透骨草、鸡血藤、丹参、白及各30克，水煎外洗，日1～2次。

3.透骨草、仙鹤草、板蓝根、茜草、紫草各30克，红花、赤芍、黄柏、大黄各15克，冰片10克，水煎外洗，日1～2次。

4.仙鹤草、茜草、牛蒡子、金银花各10克，水煎外洗，日2～3次。

5.生地30克，地榆炭15克，炒槐花10克，水煎外洗，日2～3次。

6.黄芩、黄柏、大黄、苦参各15克，水煎外洗，日1～2次。

7.大黄、黄柏、黄芩、千里光、马齿苋、红花、紫花地丁各30克，水煎外洗，日1～2次。

8.金银花、紫草、毛冬青、苦参、地榆、白鲜皮、赤芍、连翘各15克，水煎外洗，日1～2次。

9.紫草、茜草、丹参、红花、桃仁、赤芍、薄荷各10克，冰片1.5克，共研细末白酒调糊，日1～2次。

10.赤芍、牡丹皮、桃仁、丹参、茯苓、黄芩各20克，白花蛇舌草、防己各15克，水煎外洗或湿敷，日1～2次。

11.金银花、蒲公英、紫草、白茅根各20克，蛇床子、地肤子、苦参、黄柏、赤芍、牡丹皮各15克，水煎外洗或湿敷，日1～2次。

12.生地、牡丹皮、赤芍、旱莲草、茜草、丹参、金银花、连翘、徐长卿、地肤子各15克，水煎外洗或湿敷，日1～2次。

13.淡竹叶、金银花、连翘、防风、丹参、川芎、徐长卿、地肤子、白鲜皮各15克，水煎外洗或湿敷，日1～2次。

14.鸡血藤、海桐皮、地骨皮、牡丹皮、茜草、黄柏、紫草、侧柏叶各15克，水煎外洗或湿敷，日1～2次。

15.桃仁、红花、赤芍、鸡血藤、丹参、牡丹皮、仙鹤草、蒲黄各15克，水煎外洗或湿敷，日1～2次。

16.红花、丹参、川芎、赤芍、茜草、仙鹤草、白茅根各20克，水煎外洗或湿敷，日1～2次。

17.生地、当归、川芎、丹参、鸡血藤、桃仁、红花、白芍、地肤子、白蒺藜、白鲜皮、紫草各15克，水煎外洗或湿敷，日1～2次。

脂溢性脱发

脂溢性脱发也叫雄激素性秃发、早秃，属于中医学"蛀发癣"范畴，俗称"秃顶""谢顶"，是一种发生于青春期和青春期后的毛发进行性减少性疾病。

●临床表现

多有家族史，与人体的内分泌功能、精神状态等多种因素有关。多发生于皮脂腺分泌旺盛的青壮年。近年来女性患者人数也有增加的趋势。脱发大多以额部及头顶部渐进性脱发为特征，呈 M 型逐渐向上扩展，常伴有头屑增多、头皮油腻、瘙痒明显，症状严重者脱发区油光发亮，结黄色油腻性痂，剩余的少量头发也会变得细软枯黄。

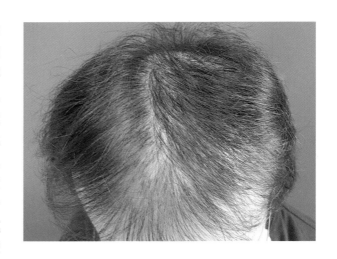

●预防与调护

1.饮食宜清淡，少吃肥腻、辛辣、刺激食物，多食新鲜蔬菜、水果及富含维生素的食物。

2.建议洗发水温以 40℃左右，每周 2～3 次，不用刺激性强的肥皂或洗发水。洗发时轻柔，避免用力拉扯毛发。

3.作息规律，避免熬夜、精神压力太大。良好的睡眠有助于改善脱发状况。

●治 疗

1.桑叶、侧柏叶、桑白皮各 15 克，细辛 6 克，水煎外洗，隔日 1 次。

2.何首乌 30 克，补骨脂 20 克，女贞子 15 克，加入 500 毫升 75% 乙醇，浸泡 7 天后过滤，蘸药汁搽患处，3 日 1 次。

3.透骨草、王不留行各 30 克，皂角 20 克，厚朴 15 克，水煎外洗，3 日 1 次。

4.何首乌 30 克，桑白皮 20 克，当归 15 克，水煎外洗，3 日 1 次。适用于头屑多者。

5.山豆根 30 克，何首乌、桑白皮各 20 克，蔓荆子 15 克，五倍子、厚朴各 10 克，水煎外洗，3 日 1 次。适用于头发油腻者。

斑秃

斑秃属于中医学"油风""鬼剃头"范畴，是一种突然发生的非瘢痕性局限性脱发。俗称"鬼剃头"。

●临床表现

可发生于任何年龄，以青壮年多见。头皮突然出现圆形或椭圆形、大小不等、数量不等、边界清楚的脱发区，脱发区皮肤光滑，无炎症，无鳞屑，无瘢痕。

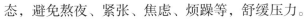

●预防与调护

1. 纠正不合理的饮食习惯，饮食多元化，多食富含维生素的食物。

2. 保持良好的心态，避免熬夜、紧张、焦虑、烦躁等，舒缓压力。

3. 注意头发护理，避免使用碱性强的洗发液。

●治疗

1. 干姜50克，当归、赤芍、生地、侧柏叶各30克，红花15克，加入1000毫升75%乙醇，浸泡10天后过滤，蘸药汁擦患处，日2~3次。

2. 当归20克，菊花、海艾、薄荷、防风、藁本、藿香、蔓荆子、荆芥各10克，水煎熏洗，每次15~30分钟，日2~3次。

3. 鲜生姜汁适量，搽局部，日2~3次。

4. 干辣椒10克，研细末，加入米酒100毫升浸泡7天后，蘸药液搽患处，日2~3次。

5. 蕲艾、菊花、蒿本、蔓荆子、荆芥各15克，薄荷、防风、藿香、薄荷各10克，水煎外洗，日1~2次。

黄褐斑

黄褐斑属于中医学"面尘""黧黑斑"范畴，是紫外线照射、化妆品、妊娠、内分泌紊乱、遗传等多种因素导致的面部黄褐色色素沉着性斑。

● **临床表现**

中青年女性多见，男性也可以患病。皮损成对称分布于颧骨、前额，也可累及眉、鼻、口周、颏部，表现为淡褐色、黄褐色、暗褐色或者咖啡色，大小不等，形态不一，边缘清晰；夏季或日晒后加重，秋冬季缓解。

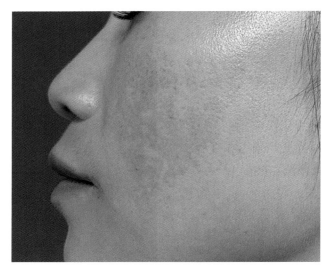

● **预防与调护**

1. 保持乐观的心态，心情舒畅，避免忧思恼怒。

2. 生活起居有规律，保证充足的睡眠，注意劳逸结合。

3. 避免日光暴晒，外出时应使用合适的防晒霜、遮光剂。

4. 面部忌滥用化妆品、护肤品，忌用刺激性强及激素类药物。

5. 育龄期妇女尽量不口服避孕药。

6. 多食用富含维生素 C 的蔬菜、水果，少食辛辣、刺激食物，戒烟酒。

● **治 疗**

1. 白及、白芷、白附子各 6 克，白蔹、白丁香各 5 克，共研极细末，加白蜜调膏，睡前涂患处，晨起温水洗净。

2. 白芷、白附子各 10 克，共研极细末，加水和蜂蜜适量调匀，敷面 15 ～ 20 分钟后洗净。

3. 茯苓粉，每天 1 匙，洗面或外搽，早晚各 1 次。

4. 柿叶适量，研成细末，加入熔化后的凡士林搅拌成膏为度，日 2 ～ 3 次。

5. 紫草 30 克，茜草、白芷、赤芍、苏木、红花、厚朴、丝瓜络、川木通各 15 克，水煎湿敷，日 1 ～ 2 次。

雀斑

雀斑，中医学同名，俗称"雀子斑""面皯"，是一种常见于面部的褐色点状色素斑，与遗传相关，日晒可促发或加重。

●临床表现

女性多见，3～5岁发病。好发于面部尤其是鼻及两侧面颊，手背、颈肩部也可发生。皮损为淡褐色至深褐色的针头至米粒大小的点状斑，大小不等，数量不定，互不融合。常春夏季加重，秋冬季减轻。

●预防与调护

1.避免日晒。天气炎热外出应打伞或涂防晒霜。

2.局部不适宜用刺激性强的祛斑霜或药物。

3.多吃富含维生素C、维生素E的食物。

●治　疗

1.桃仁、冬瓜仁各15克，共研极细末，加白蜂蜜调膏，睡前涂患处，晨起温水洗净。

2.白芷100克，加入500毫升白醋浸泡半个月后过滤，蘸药汁搽患处，日2～3次。

3.白茯苓适量，共研极细末，加白蜂蜜调膏外涂，日2～3次。

4.鲜柿树叶、紫背浮萍各15克，苏木10克，水煎熏洗，日2～3次。

5.白芷、白蒺藜、白及、麦冬、牵牛子各等份，研末，加水调匀，外敷患处，每晚1次，每次15～20分钟。

寻常型鱼鳞病

寻常型鱼鳞病，又称干皮病，属于中医学"蛇身""蛇皮""鱼鳞癣"范畴，是一种遗传性疾病，是表皮细胞的稳定机制紊乱、分化或代谢异常，导致皮肤干燥、表皮脱屑缺陷，伴有鱼鳞状屑为特征的疾病。

●临床表现

自幼发病，好发于四肢伸侧和背部，胫前最为明显，冬重夏轻，皮肤出现不同程度的干燥，轻者出现皮肤细微鳞屑，重者鳞屑呈深褐色或淡褐色，菱形或多角形，紧贴皮肤，其边缘游离，如鱼鳞状。

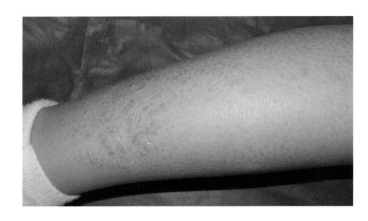

●预防与调护

1.少食用辛辣、刺激食物，多吃蔬菜、水果。

2.秋冬季节注意保暖，避免寒冷刺激。

3.长期外用润肤剂、保湿霜，减少皮屑。避免使用碱性护肤品、热水烫洗和外用刺激性强的药物，有条件者可常洗矿泉浴。

●治疗

1.桃仁、杏仁、桂枝、白芷、川芎各15克，水煎外洗，日1次，洗后外涂保湿剂。

2.豨莶草、白鲜皮、地肤子、海风藤、苦参、石菖蒲、麦冬各15克，水煎外洗，日1次，洗后外涂保湿剂。

3.鸡血藤、黄精、白及、白鲜皮各30克，桃仁、荆芥各20克，红花10克，水煎外洗，日1次，洗后外涂保湿剂。

4.鲜萝卜汁适量，外搽，日2～3次。

5.杏仁30克，猪油60克，捣烂如泥外涂皮肤，日1～2次。

6.当归15克，紫草10克，黄蜡15克，麻油120克，共制成膏外涂皮肤，日2～3次。

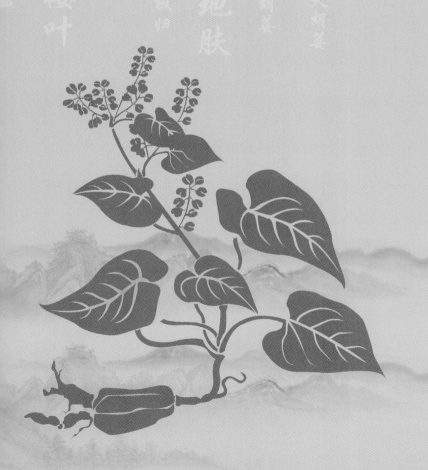

下篇
常用青草药

一见喜

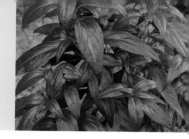

来源：为爵床科植物穿心莲 *Andrographis paniculata* (Burm.f.) Ness 的全草

【异　　名】榄核莲、万病仙草、苦草、圆锥须药草。

【生长环境】栽培或逸为野生。

【采　　收】夏、秋季采收，鲜用或晒干。

【药　　性】味苦，性寒。

【功　　能】清热解毒。

【用法用量】内服：9~15克，水煎服。外用：适量，捣烂敷或研末敷。

【民间验方】1.带状疱疹：一见喜10克，马蹄金30克，水煎服；另取鲜一见喜适量，捣汁，酌加雄黄末调匀涂患处。

2.疔、疖、痈，无名肿毒：一见喜叶、大叶桉叶、野菊花叶、木芙蓉叶各等量，研末，加凡士林制成40%软膏，用时取软膏适量敷患处。

3.肛门瘙痒：一见喜全草120克，煎水熏洗患处，日2~3次。

4.无名肿毒：鲜一见喜叶、野菊花叶、紫花地丁各适量，捣烂敷患处；或鲜一见喜、马齿苋各适量，捣烂敷患处。

5.外伤感染：鲜一见喜60克，冰片3~6克，捣烂敷患处，日换药1次。

6.蜈蚣、毒蜂螫伤：鲜一见喜适量，捣烂敷患处。

7.阴囊湿疹：一见喜适量，文火焙干，研末，调甘油涂患处。

8.甲沟炎：鲜一见喜叶适量，稀饭粒少许，捣烂敷患处。

9.疔疮疖肿：鲜一见喜叶、半边莲、紫花地丁各适量，饭粒少许，捣烂敷患处。

10.过敏性皮炎：一见喜适量，煎水洗患处。

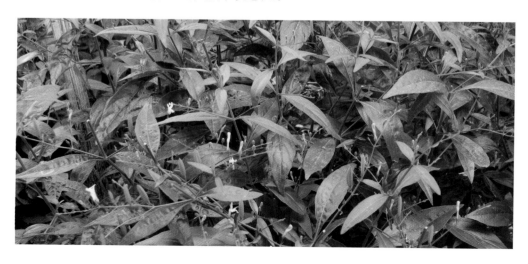

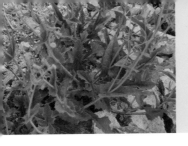

一点红

来源：为菊科植物一点红 *Emilia sonchifolia* (L.) DC. 的全草。

【异　　名】羊蹄草、紫背草、叶下红、叶底红。

【生长环境】生于田埂、路边、山坡荒地、水沟旁阴湿处，及村庄周围。

【采　　收】夏、秋季采收，鲜用或晒干。

【药　　性】味苦，性凉。

【功　　能】清热解毒，散瘀消肿。

【用法用量】内服：15～30克，水煎服，或捣汁服。外用：适量，捣烂敷或煎水洗。

【使用注意】孕妇慎服。

【民间验方】1.疔疮疖肿：鲜一点红适量，红糖少许，捣烂敷患处，另取鲜一点红60～100克，捣汁服；或鲜一点红、白花蛇舌草、马齿苋各适量，捣烂敷患处。

2.铁钉刺伤：鲜一点红适量，红糖少许，捣烂敷患处。

3.丹毒：鲜一点红适量，雄黄末、醋各少许，调匀涂患处。

4.痈：鲜一点红、马鞭草各30克，鲜狗肝菜、赤地利各15克，捣烂敷患处，或晒干研末，调冷开水涂患处。

5.对口疮：鲜一点红叶适量，冰糖少许，捣烂敷患处。

6.多发性脓肿：鲜一点红120克，水煎服，渣捣烂敷患处。

7.蜂窝织炎：鲜一点红、木芙蓉花、筋骨草各等量，捣烂敷患处。

8.无名肿毒：鲜一点红、紫花地丁各适量，酌加红糖，捣烂敷患处。

9.疮毒化脓：鲜一点红适量，酌加蜂蜜，捣烂敷患处。

10.皮肤久溃不愈：鲜一点红适量，酌加红糖，捣烂敷患处。

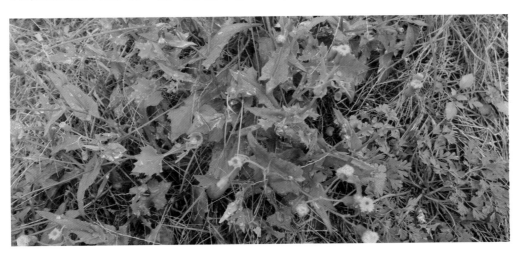

一枝黄花

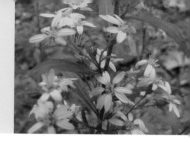

来源: 为菊科植物一枝黄花 *Solidago decurrens* Lour. 的全草。

【异　　名】黄花一枝香、百根草、黄花儿、肺痈草。

【生长环境】生于山坡、路旁、林缘、灌丛中。

【采　　收】夏、秋季采收，鲜用或晒干。

【药　　性】味辛、苦，性凉，有小毒。

【功　　能】清热解毒，杀虫止痒，消肿止痛。

【用法用量】内服：15～30克，水煎服。外用：适量，煎水洗或捣烂敷。

【民间验方】1. 皮肤瘙痒：一枝黄花、杠板归、花椒、苦参各适量，煎水熏洗患处。

2. 稻田性皮炎：一枝黄花、千里光各适量，煎水熏洗患处。

3. 阴囊湿疹：一枝黄花、苍耳草各60克，煎水熏洗患处。

4. 手癣，甲癣，足癣：一枝黄花60克，煎水熏洗患处。

5. 痈疽肿毒：鲜一枝黄花60克，水煎服；另取鲜一枝黄花适量，捣烂，酌加热酒调匀敷患处。

6. 痈肿疔疮：鲜一枝黄花嫩叶30～60克，鲜紫花地丁、酢浆草各15克，捣烂敷患处。

7. 痈疽溃后久不收口，腐肉不脱：鲜一枝黄花100克，野菊花根30克，醋适量，共煎，先熏后洗患处。

8. 足癣：一枝黄花、羊蹄根各适量，煎水熏洗患处。

9. 男子外阴瘙痒：一枝黄花、苍耳子各60克，煎水坐浴，每次30分钟，日2次。

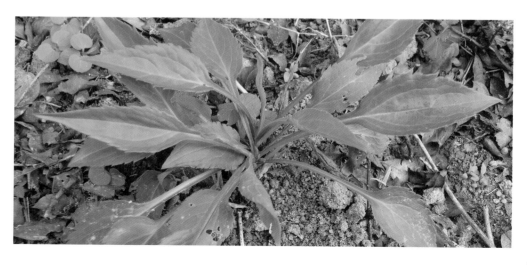

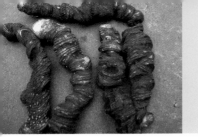

七叶一枝花

来源：为百合科植物七叶一枝花 *Paris polyphylla* Smith 的根茎。

【异　　名】蚤休、重楼、草河车、金线重楼。

【生长环境】生于山坡、林下、溪边、灌丛阴湿处，或栽培。

【采　　收】夏、秋季采挖，鲜用或晒干。

【药　　性】味苦，性微寒，有小毒。

【功　　能】清热解毒，止痛消肿。

【用法用量】内服：3～10克，水煎服。外用：适量，捣烂敷或研末调敷。

【民间验方】1.带状疱疹：七叶一枝花、血党根皮各适量，雄黄末少许，研末浸白酒，取浸渍液涂患处。

2.毒蛇咬伤：鲜七叶一枝花适量，调冷开水外涂伤口周围；另取鲜七叶一枝花15克，捣汁内服。

3.毒蜂螫伤：七叶一枝花适量，捣烂调醋涂患处。

4.蚊虫叮咬：七叶一枝花、雄黄各30克，75%乙醇500毫升，浸泡7天后备用，取药液涂患处，每日3次。

5.疖肿：鲜七叶一枝花、野菊花叶各30克，捣烂敷患处。

6.无名肿毒，甲沟炎：七叶一枝花适量，研末，酒、水各半，调匀敷患处，或磨醋涂患处。

7.神经性皮炎：七叶一支花适量，研末，麻油少许，调匀涂敷患处。

8.红丝疗：七叶一支花适量，磨水涂患处，日5～8次。

9.疮痈肿毒：七叶一支花适量，磨醋涂患处。

10.体癣：七叶一支花15克，天南星3克，研末，调醋搽患处。

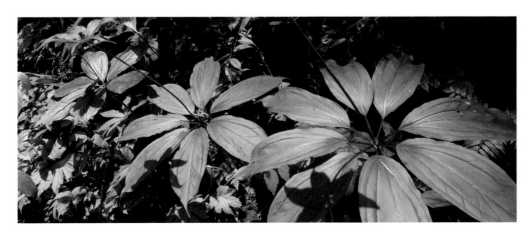

八角莲

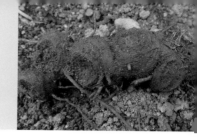

来源：为小檗科植物八角莲 *Dysosma versipellis* (Hance) M.Cheng ex Ying 的根、根茎及叶。

【异　　名】鬼臼、天臼、独角莲、山荷叶、八角金盘。

【生长环境】生于山坡林下阴湿处，或栽培。

【采　　收】夏、秋季采收，鲜用或晒干。

【药　　性】味苦、辛，性凉，有毒。

【功　　能】清热解毒，消肿散结。

【用法用量】内服：3～12克，水煎服。外用：适量，捣烂敷或研末调涂。

【使用注意】孕妇忌服。

【民间验方】1.带状疱疹：八角莲根茎适量，磨醋涂抹患处；或八角莲20克，水煎服，另取八角莲、大黄各等份，研末，调醋涂患处。

2.无名肿毒：鲜八角莲根茎或叶适量，捣烂敷患处；或八角莲根茎研末，加凡士林调成10%软膏，外敷患处。

3.肿毒初起：鲜八角莲根茎适量，酌加红糖，捣烂敷患处。

4.疔疮疖肿：鲜八角莲根茎适量，研末，调醋涂敷患处，日数次。

5.背痈溃烂：鲜八角莲叶用针密刺细孔，用热米汤泡软贴患处，日换药2次。

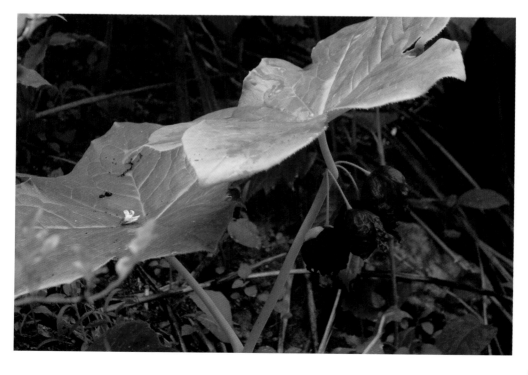

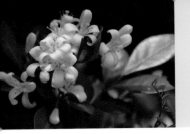

九里香

来源：为芸香科植物九里香 Murraya exotica L.[M.paniculata (L.) Jack] 的茎叶。

【异　　名】满山香、千里香、过山香、七里香、五里香。

【生长环境】多为栽培。

【采　　收】全年可采，鲜用或晒干。

【药　　性】味辛、微苦，性温，有小毒。

【功　　能】杀虫止痒，解毒消肿。

【用法用量】外用，适量，捣烂敷或煎水洗。

【民间验方】1.湿疹：鲜九里香叶、马齿苋、苦楝叶各适量，煎水熏洗患处。

2.皮肤瘙痒症：九里香叶、一枝黄花、杠板归各适量，煎水熏洗患处。

3.皮炎，湿疹：鲜九里香枝、叶适量，煎水熏洗患处。

4.痈肿：鲜九里香叶、一点红各适量，捣烂敷患处。

5.疮疖，蛇头疔：鲜九里香叶适量，捣烂敷患处。

6.湿疮瘙痒：鲜九里香枝、叶适量，煎水熏洗患处。

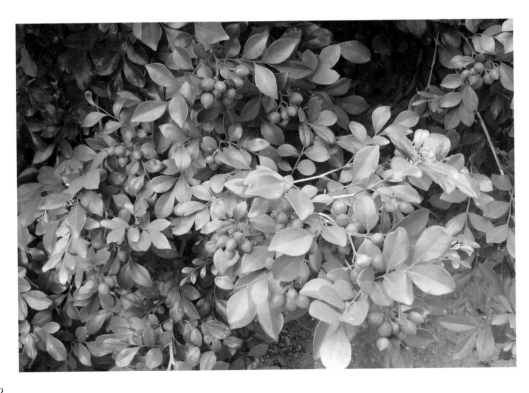

土茯苓

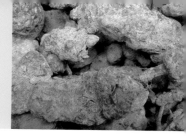

来源：为百合科植物土茯苓 *Smilax glabra* Roxb. 的根状茎。

【异　　名】禹余粮、冷饭团、仙遗粮、土萆薢、冷饭头、光叶菝葜。

【生长环境】生于林地、林缘、山坡、灌丛中。

【采　　收】全年可采，鲜用或晒干。

【药　　性】味淡、甘，性凉。

【功　　能】清热利湿，解毒杀虫。

【用法用量】内服：15～60克，水煎服。外用：适量，捣烂敷或煎水洗。

【民间验方】1.皮肤瘙痒症：土茯苓、杠板归、辣蓼各适量，煎水熏洗。

2.结节性红斑：鲜土茯苓叶、佛甲草各等量，捣汁涂患处。每日3～4次。

3.无名肿毒：鲜土茯苓适量，捣烂敷患处；另取鲜土茯苓60克，酌加冰糖，水煎服。

4.亚急性湿疹：土茯苓、马齿苋、杠板归各适量，煎水洗患处。

5.皮炎：土茯苓适量，煎水洗患处。

6.梅毒：鲜土茯苓适量，煎水洗患处；另取鲜土茯苓120克，水煎服。

7.小儿湿疹疮毒：土茯苓适量，研末，调茶油敷患处。

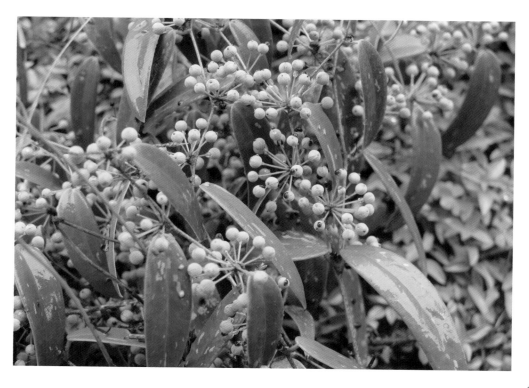

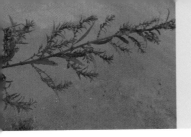

土荆芥

来源：为藜科植物土荆芥 *Chenopodium ambrosioides* L. 的全草。

【异　　名】臭草、臭蒿、钩虫草、杀虫芥、杀虫草。

【生长环境】生于旷野、路旁、河岸边及村庄周围。

【采　　收】夏、秋季采收，鲜用或晒干。

【药　　性】味辛、苦，性温，有毒。

【功　　能】解毒消肿，杀虫止痒。

【用法用量】外用：适量，煎水洗或捣烂敷。

【民间验方】1.皮肤瘙痒症：鲜土荆芥、苦楝叶各适量，煎水熏洗患处；或鲜土荆芥嫩叶适量，食盐少许，捣烂搽患处。

2.糜烂型足癣：鲜土荆芥、百部各适量，煎水熏洗患处。

3.神经性皮炎：土荆芥、马樱丹叶、两面针根皮、硫黄各等量，研细末，以茶油调抹患处。

4.虫咬皮炎：鲜土荆芥叶适量，雄黄少许，捣烂敷患处。

5.阴囊湿疹：鲜土荆芥、乌蔹莓各适量，捣烂涂抹患处，或煎水洗患处。

6.湿疹：鲜土荆芥、马齿苋各适量，煎水熏洗患处。

7.痈疽肿毒初起：鲜土荆芥叶适量，捣烂敷患处。

8.脚癣：鲜土荆芥、羊蹄根、苦楝叶各适量，煎水熏洗患处。

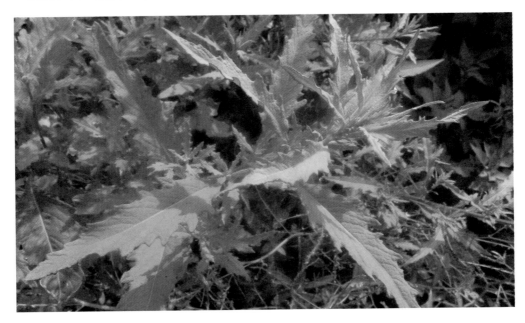

大蓟

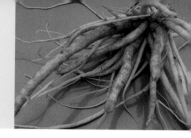

来源：为菊科植物大蓟 *Cirsium japonicum* Fisch.ex DC. 的根及全草。

【异　　名】马蓟、虎蓟、刺蓟、鸡脚刺、鸡姆刺、野刺菜、猪姆刺、老虎刺、刺萝卜。

【生长环境】生于山坡、荒野、路旁、溪沟边、林缘。

【采　　收】夏、秋季采收，鲜用或晒干。

【药　　性】味甘、苦，性凉。

【功　　能】清热解毒，祛瘀消肿。

【用法用量】内服：10～15克，水煎服。外用：适量，捣烂敷或煎水洗。

【民间验方】1.带状疱疹：鲜大蓟嫩全草适量，酌加米泔水，捣汁频涂患处。

2.漆过敏：鲜大蓟根适量，捣烂，纱布包裹外涂患处；或鲜大蓟根适量，捣烂，泡水过滤，澄清去水，取其沉淀白粉敷患处。

3.疔疮肿毒：鲜大蓟适量，煎水熏洗患处。

4.无名肿毒：鲜大蓟根适量，蜂蜜少许，捣烂敷患处。

5.对口疮（未溃）：鲜大蓟根30克，酌加红糖，捣烂敷患处，日换药1次，忌食油腥食物。

6.痈疽肿毒：大蓟根适量，研末，调醋敷患处。

7.暑疖：鲜大蓟根适量，捣汁调蜂蜜涂患处。

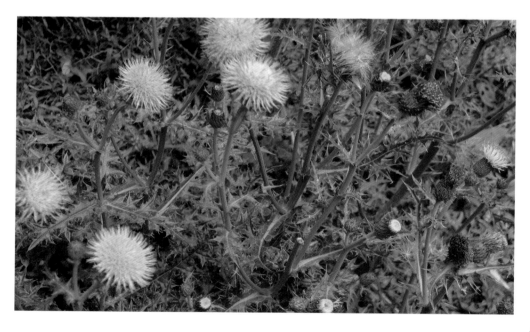

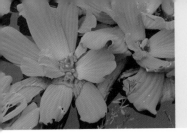

大藻

来源：为天南星科植物大藻 *Pistia stratiotes* Linn 的全草。

【异　　名】大浮萍、水浮莲、天浮萍、水浮萍、浮藻、水白菜、番萍、水荷莲。

【生长环境】生于平静的淡水池塘、沟渠，多为栽培。

【采　　收】夏、秋季采收，除去须根，鲜用或晒干。

【药　　性】味辛，性寒。

【功　　能】解毒消肿，疏风止痒。

【用法用量】外用：适量，捣烂敷或煎水洗。

【民间验方】1.皮肤瘙痒症：鲜大藻、金银花、土荆芥各适量，煎水洗患处。

2.汗斑，血热作痒：鲜大藻适量，煎水洗患处。

3.跌打瘀青：鲜大藻、虎杖各适量，冰糖少许，捣烂，加热敷患处。

4.湿疹：鲜大藻、马齿苋各适量，煎水洗患处。

5.无名肿毒：鲜大藻适量，酌加食盐、饭粒，捣烂敷患处。

6.过敏性皮炎：鲜大藻、千里光各适量，煎水洗患处。

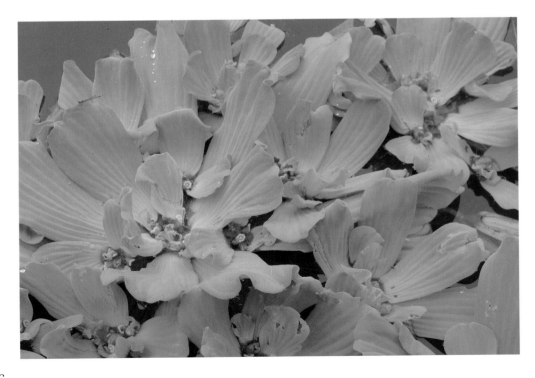

大青

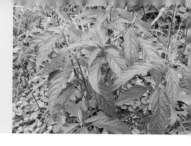

来源：为马鞭草科植物大青 *Clerodendrum cyrtophyllum* Turcz. 的叶。

【异　　名】臭大青、鸡屎青、猪屎青、鸭公青、野靛青。

【生长环境】生于山坡、路旁、沟边、荒野、林缘灌丛及村庄周围。

【采　　收】夏、秋季采，鲜用或晒干。

【药　　性】味苦，性寒。

【功　　能】清热解毒，消肿止痛。

【用法用量】外用：适量，捣烂敷或煎水洗。

【民间验方】1.药物性皮炎：鲜大青叶适量，水煎浓汤，以纱布蘸药液搽患处，每日2~3次。

2.皮肤瘙痒症：大青叶、杠板归、辣蓼、艾叶各适量，水煎洗患处。

3.蛇头疔：鲜大青叶适量，捣烂敷患处。

4.痱子：鲜大青叶、空心菜各适量，煎水洗患处。

5.痈肿：鲜大青叶、一点红各适量，捣烂敷患处。

6.玫瑰糠疹：鲜大青叶、蛇莓各等量，捣汁频涂患处。

7.丹毒：鲜大青叶适量，捣汁涂患处。

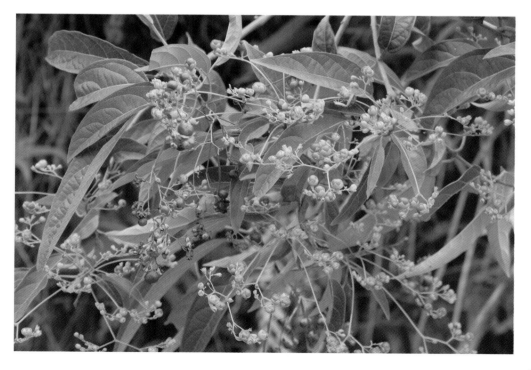

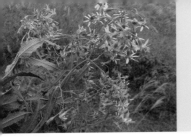

千里光

来源：为菊科植物千里光 *Senecio scandens* Buch.-Ham. 的全草。

【异　　名】千里及、千里急、九里光、九里明、千里明、黄花草、黄花母、九龙光、七里光、九岭光、风灯草。

【生长环境】生于山坡、路旁、林缘、溪沟边、旷野草丛中及村庄周围。

【采　　收】全年可采，鲜用或晒干。

【药　　性】味苦、辛，性寒。

【功　　能】清热解毒，杀虫止痒。

【用法用量】内服：15～30克，水煎服。外用：适量，煎水洗或捣烂敷。

【民间验方】1.阴囊瘙痒：千里光、辣蓼、艾叶各适量，煎水洗患处，每日2～3次。

2.皮肤瘙痒症：鲜千里光适量，食盐少许，煎水洗患处；或鲜千里光、仙鹤草、辣蓼各适量，煎水洗患处；或千里光、苍耳草、豨莶草各适量，煎水洗患处。

3.湿疹：鲜千里光、仙鹤草各适量，煎水洗患处；或千里光、马齿苋、杠板归、苍耳草各适量，煎水洗患处。

4.臁疮(小腿慢性溃疡)：鲜千里光适量，煎水洗患处；另以千里光叶适量，研细末，调茶油涂患处。

5.痈疽疮毒，红肿焮痛：鲜千里光叶适量，捣烂敷患处；另取千里光根60克，水煎服。

6.漆过敏：千里光、盐肤木叶各适量，煎水洗患处。

7.过敏性皮炎：千里光、爬岩红各适量，煎水洗患处。

8.蜂窝织炎：千里光、筋骨草、木芙蓉花各适量，研末，调冷开水敷患处。

9.痈，疖：鲜千里光叶、筋骨草、一点红各适量，捣烂敷患处。

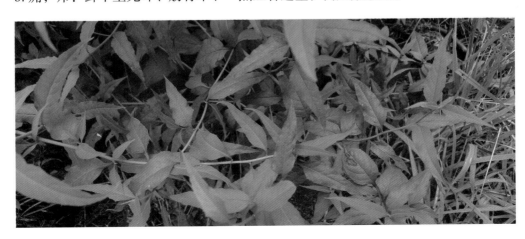

广防风

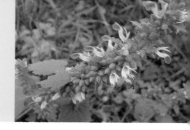

来源：为唇形科植物广防风 *Anisomelesindica* (L.)Kuntze
[*Epimeredi indica*(Linn.) Rothm.] 的全草。

【异　　名】落马衣、马衣叶、假紫苏、土防风、防风草、臭苏头、土藿香、野紫苏、猪麻苏。

【生长环境】生于荒野、路旁、山坡、林缘、村庄周围。

【采　　收】夏、秋季采收，鲜用或晒干。

【药　　性】味苦、微辛，性平。

【功　　能】清热解毒，散结消肿。

【用法用量】内服：9～30克，水煎服；外用：适量，捣烂敷或煎水洗。

【民间验方】1.湿疹：鲜广防风全草、一枝黄花各适量，食盐少许，煎水洗患处。

2.稻田性皮炎：广防风、旱莲草、千里光各适量，煎水熏洗患处。

3.痈肿：鲜广防风全草60克，捣烂绞汁，酌加黄酒炖服，渣敷患处。

4.疮疖：鲜广防风叶适量，捣烂敷患处。

5.荨麻疹：鲜广防风根150克，浸泡于500克白酒中7天，取液擦拭患处。

6.痈疽肿毒：鲜广防风草30克，水煎，酌加黄酒兑服；另取鲜广防风叶适量，捣烂敷患处。

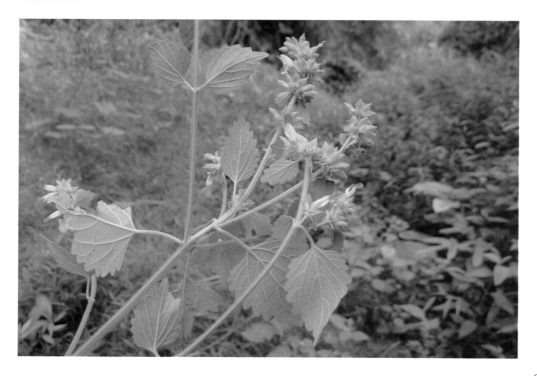

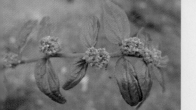

飞扬草

来源：为大戟科植物飞扬草 *Euphorbia hirta* L. 的全草。

【异　　名】飞扬、大飞扬、大飞羊、大飞扬草、毛飞扬、天泡草、大乳汁草、催乳草、大奶浆草。

【生长环境】生于荒野、山坡、路旁、菜地、草丛、灌丛及庭院中。

【采　　收】夏、秋季采收，鲜用或晒干。

【药　　性】味酸、辛，性凉，有小毒。

【功　　能】清热解毒，渗湿止痒。

【用法用量】外用：适量，捣烂敷或煎水洗。

【民间验方】1.疗疮疖肿：鲜飞扬草、紫花地丁、野菊花各适量，红糖少许，捣烂敷患处。

2.湿疹：鲜飞扬草、马齿苋、苍耳草各适量，煎水洗患处。

3.癣：鲜飞扬草叶适量，捣汁涂擦患处；或鲜飞扬草适量，煎水洗患处。

4.带状疱疹：鲜飞扬草、蛇莓各适量，捣汁，与少许雄黄末调匀，涂抹患处。

5.皮肤瘙痒症：飞扬草、杠板归、乌桕叶、辣蓼各适量，煎水洗患处。

6.皮炎：鲜飞扬草、杠板归各适量，煎水洗患处。

7.小儿脓疱疮：鲜飞扬草、千里光各适量，煎水洗患处。

8.小儿头面黄水疮：鲜飞扬草适量，捣汁涂患处。

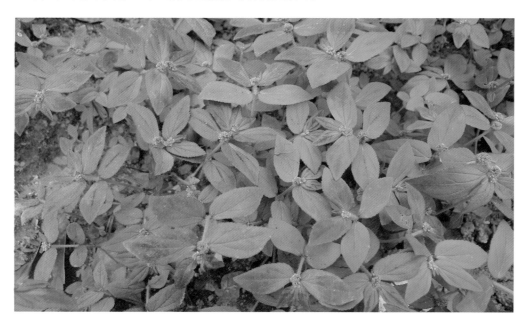

马鞭草

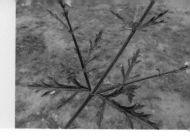

来源：为马鞭草科植物马鞭草 *Verbena officinalis* L. 的全草。

【异　　名】马鞭、龙芽草、紫顶龙芽、铁马鞭、白马鞭、小铁马鞭、疟马鞭、狗牙草、狗咬草、蜻蜓草、蜻蜓饭。

【生长环境】生于旷野、路旁、田边、山坡、溪边、村庄周围。

【采　　收】夏、秋季采收，鲜用或晒干。

【药　　性】味苦、辛，性微寒，有小毒。

【功　　能】清热解毒，活血消肿。

【用法用量】外用：适量，煎水洗或捣烂敷。

【民间验方】1. 急、慢性湿疹：鲜马鞭草90克，置瓦器中（忌用金属类器），加水500毫升，煮沸，待冷后洗患处，每日数次。

2. 疔疮肿毒：鲜马鞭草、土牛膝各适量，食盐少许，捣烂敷患处。

3. 指头炎：鲜马鞭草、紫花地丁、菊花叶各适量，捣烂，酌加醋调匀敷患处。

4. 甲沟炎：鲜马鞭草叶适量，酒糟少许，捣烂敷患处。

5. 脓疱疮：马鞭草适量，水煎浓汁，以纱布蘸药液湿敷患处。

6. 对口疽：鲜马鞭草叶适量，捣烂，酌加猪油调匀敷患处。

7. 瘰疬：鲜马鞭草叶、马齿苋、一点红、细叶鼠曲草各等量，捣烂敷患处。

8. 老年性皮肤瘙痒症：鲜马鞭草、辣蓼、一枝黄花各适量，煎水沐浴。

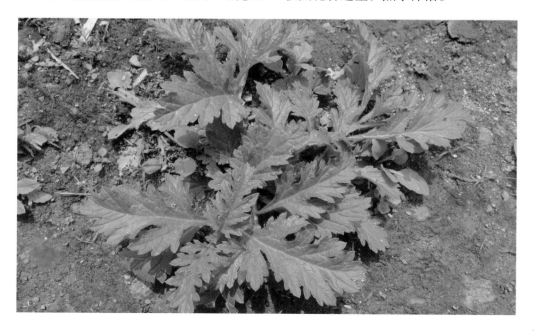

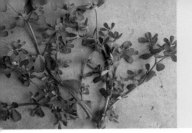

马齿苋

来源：为马齿苋科植物马齿苋 *portulaca oleracea* L. 的全草。

【异　　名】马齿草、马苋、马齿菜、五行草、长命菜、马踏菜、酱瓣草、酸苋、豆板菜、瓜子菜、长命苋、酸味菜、猪母菜、长寿菜、地马菜。

【生长环境】生于菜园、田间、路旁阴湿肥沃处，或栽培。

【采　　收】夏、秋季采收，鲜用，或开水稍烫，取出晒干。

【药　　性】味酸，性寒。

【功　　能】清热利湿，消肿解毒。

【用法用量】外用：适量，捣烂敷或煎水洗。

【民间验方】1.湿疹：鲜马齿苋、一枝黄花、杠板归、豨莶草各适量，煎水洗患处。

2.带状疱疹：鲜马齿苋适量，捣烂敷患处，每日2次。

3.白癜风：马齿苋50克，红糖10克，白醋70毫升，加水煮沸过滤，装瓶备用。取液涂患处，每日2～3次，并配合做患部日光浴。

4.手足癣：鲜马齿苋、一枝黄花、辣蓼各适量，食盐少许，煎水熏洗患处。

5.疗毒脓肿：鲜马齿苋、野菊花叶、毛冬青叶各适量，捣烂敷患处。

6.稻田性皮炎：鲜马齿苋、显齿蛇葡萄叶、三叶鬼针草各适量，捣汁涂擦患处。

7.多年恶疮：鲜马齿苋适量，捣烂敷患处。

8.疮疡溃烂、久不收口：鲜马齿苋、紫花地丁各适量，捣烂敷患处。

9.糜烂性包皮龟头炎：鲜马齿苋、一点红各适量，煎水温洗患处，洗后涂消炎药膏。

10.热疮肿痛：鲜马齿苋适量，酌加红糖，捣烂敷患处。

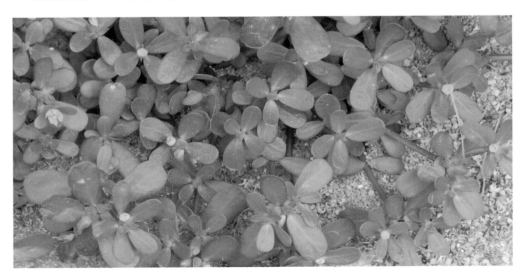

马缨丹

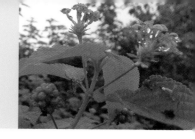

来源：为马鞭草科植物马缨丹 *Lantana camara* Linn. 的叶。

【异　　名】龙船花、如意花、杀虫花、五彩花、五色花、五色梅。

【生长环境】生于丘陵坡地、路旁、荒野、村庄周围，或栽培。

【采　　收】夏、秋季采，鲜用或晒干。

【药　　性】味辛、苦，性凉，有毒。

【功　　能】祛风止痒，解毒消肿。

【用法用量】外用：适量，捣烂敷或煎水洗。

【民间验方】1.皮肤瘙痒症：马缨丹茎叶、杠板归、一枝黄花各适量，煎水熏洗患处。

2.疔疮痈肿：鲜马缨丹叶、紫花地丁、野菊花叶各适量，冷饭少许，捣烂敷患处。

3.皮炎：马缨丹茎叶适量，煎水熏洗患处。

4.急性湿疹：鲜马缨丹叶、半边莲各适量，煎水熏洗患处。

5.亚急性湿疹：鲜马缨丹茎叶、地肤全草、杠板归各适量，煎水熏洗患处。

6.顽固性湿疹：鲜马缨丹、苦楝二重皮、乌桕叶各适量，煎水熏洗患处。

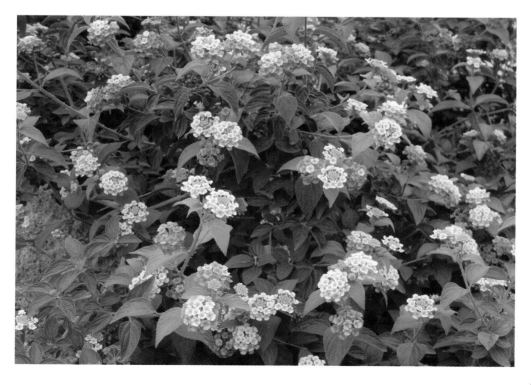

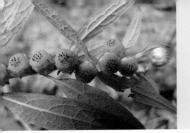

天名精

来源: 为菊科植物天名精 *Carpesium abrotanoides* Linn. 的全草。

【异　　名】麦句姜、天门精、玉门精、鹤虱草。

【生长环境】生于荒野、路旁、草丛、溪边、村庄周围及竹林中。

【采　　收】夏、秋季采收，鲜用或晒干。

【药　　性】味苦、辛，性寒。

【功　　能】清热解毒，杀虫止痒。

【用法用量】外用：适量，捣烂敷或煎水洗。

【民间验方】1.疗疮肿毒：鲜天名精叶、千里光叶各适量，捣烂敷患处。

2.蚊虫叮咬：鲜天名精全草、半边莲各适量，捣烂敷患处。

3.神经性皮炎：鲜天名精叶、茅膏菜各适量，75%乙醇浸泡7天，取浸泡液擦患处。

4.皮肤瘙痒症：鲜天名精全草、艾叶、土荆芥各适量，煎水洗患处。

5.扁平疣：鲜天名精适量，捣烂取汁擦患处。

6.湿疹：天名精、马齿苋各适量，煎水洗患处。

7.脚癣：鲜天名精、苦楝叶各适量，捣烂擦患处。

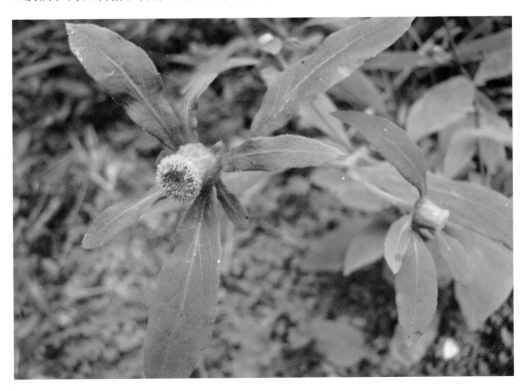

天胡荽

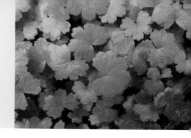

来源：为伞形科植物天胡荽 *Hydrocotyle sibthorpoides* Lam.
的全草。

【异　　名】鸡肠菜、破钱草、滴滴金、翳草、肺风草、破铜钱、满天星、明镜草、
盘上芫茜、镜面草、遍地锦、盆上芫荽。

【生长环境】生于湿润的路旁、草地、园边、沟边及墙脚阴湿地。

【采　　收】全年可采，鲜用或晒干。

【药　　性】味辛、苦，性凉。

【功　　能】解毒消肿。

【用法用量】内服：15 ~ 30 克，水煎服。外用：适量，捣烂敷或研末调敷。

【民间验方】1. 疣：鲜天胡荽适量，捣烂，调茶油敷患处。

2. 脓性指头炎，脚趾湿痒：鲜天胡荽适量，食盐少许，捣烂敷患处。

3. 无名肿毒：鲜天胡荽适量，雄黄末少许，酌加冬蜜，捣烂敷患处。

4. 带状疱疹：鲜天胡荽 30 ~ 60 克，水煎服；另取鲜天胡荽适量，捣烂绞汁，酌加
雄黄末调匀涂患处。

5. 小儿湿疹、脓疱疮：天胡荽、黄芩各等量，研末，调冷开水（或茶油）涂患处。

6. 手、足、甲癣，湿疹：鲜天胡荽适量，食盐少许，捣烂敷患处。

7. 蛇头疔：鲜天胡荽适量，酌加冷饭、红糖，捣烂敷患处。

8. 痤疮：鲜天胡荽适量，食盐少许，捣汁炖温涂患处，日 2 次。

9. 足癣：鲜天胡荽适量，搓烂擦患处。

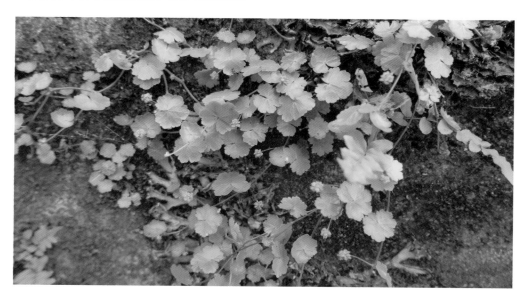

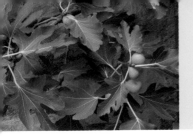

无花果叶

来源：为桑科植物无花果 *Ficus carica* L. 的叶。

【异　　名】映日果叶、蜜果叶、文仙果叶。

【生长环境】多为栽培。

【采　　收】夏、秋季采收，鲜用或晒干。

【药　　性】味甘，性平，有小毒。

【功　　能】解毒消肿。

【用法用量】外用：适量，煎水洗或捣烂敷。

【民间验方】1. 荨麻疹：鲜无花果叶适量，煎水洗患处。

2. 带状疱疹：鲜无花果叶适量，加少许醋，捣烂敷患处。

3. 疥疮：鲜无花果叶适量，硫黄少许，煎水洗患处。

4. 白癜风：无花果叶切细，烧酒浸泡 7 天，取药液涂患部，每日 2~3 次，涂后晒太阳半小时。

5. 漆疮：鲜无花果叶适量，捣汁频涂患处。

6. 脚痒：鲜无花果叶、辣椒各适量，捣汁涂患处，日 2～3 次；或煎水熏洗患处。

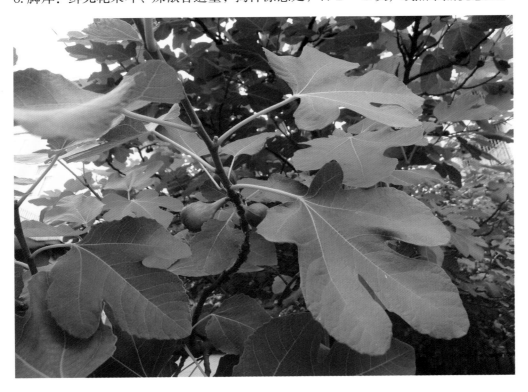

元宝草

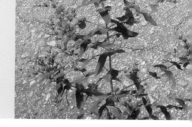

来源：为藤黄科植物元宝草 *Hypericum sampsonii* Hance 的全草。

【异　　名】相思、灯台、对月草、穿心箭、对口莲、对叶草、穿心草、红旱莲、散血丹、黄叶连翘。

【生长环境】生于荒野、路旁、山坡草丛、灌丛中。

【采　　收】夏、秋季采收，鲜用或晒干。

【药　　性】味苦、辛，性寒。

【功　　能】解毒消肿。

【用法用量】外用：适量，研末敷或捣烂敷。

【民间验方】1. 痈疮疔毒：鲜元宝草适量，捣烂敷患处。

2. 蛇头疔（指头炎）：鲜元宝草叶适量，田螺肉 1～3 个，捣烂敷患处。

3. 疔疮疖肿：鲜元宝草、野菊花、紫花地丁各适量，捣烂敷患处。

4. 疮毒：鲜元宝草叶 60 克，鲜紫花地丁 30 克，酌加酒糟，捣烂敷患处。

5. 急性丹毒：鲜元宝草 30 克，生地龙（蚯蚓）适量，捣烂涂抹患处。

6. 头癣：元宝草、苦楝叶、一枝黄花各适量，煎水洗头。

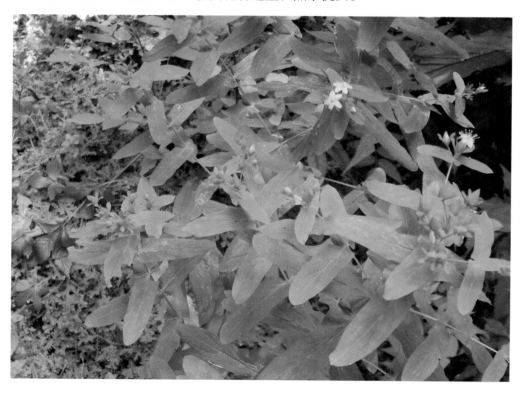

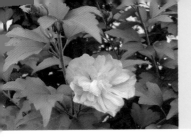

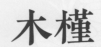
木槿

来源：为锦葵科植物木槿 *Hibiscus syriacus* L. 的根、根皮或茎（木槿皮）、叶、花。

【异　　名】朝开暮落花、疟子花、篱障花、白槿花、饭汤花、槿树花、灯盏花、肉花、大碗花、碗盖花。

【生长环境】生于田边、村庄周围，多为栽培。

【采　　收】根、皮、叶全年可采，花夏、秋季半开时采，鲜用或晒干。

【药　　性】根味甘，性凉；皮味甘、苦，性微寒；叶味苦，性寒；花味甘、苦，性凉。

【功　　能】根清热利湿，消肿解毒；皮清热利湿，杀虫止痒；叶解毒消肿；花清热解毒。

【用法用量】外用：适量，捣烂敷或煎水洗。

【民间验方】1.带状疱疹：鲜木槿叶或花适量，雄黄少许，捣烂敷患处。

2.顽癣，足癣：木槿根皮 30 克，煎水洗患处，或浸醋涂患处。

3.体癣：木槿根皮、一枝黄花、马齿苋各适量，煎水洗患处。

4.痈肿：鲜木槿花适量，捣烂敷患处；或木槿花适量，晒干，研粉，酌加蜂蜜调匀涂患处。

5.鸡眼：鲜木槿花适量，捣烂擦患处。

6.疔疮疖肿：鲜木槿叶适量，食盐少许，捣烂敷患处；或鲜木槿花适量，捣烂敷患处。

7.阴囊湿疹：木槿根皮、蛇床子各 60 克，煎水熏洗患处。

8.头面部神经性皮炎：木槿皮火煅存性，研末，调米醋涂患处。

9.无名肿毒：鲜白木槿花适量，食盐、冷饭各少许，捣烂敷患处。

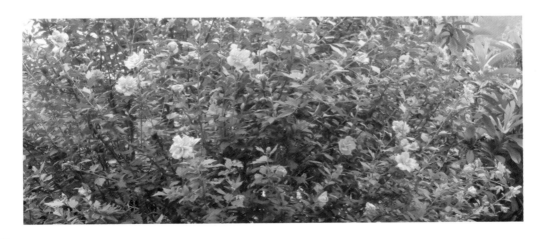

木芙蓉

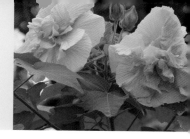

来源: 为锦葵科植物木芙蓉 *Hibiscus mutabilis* L. 的根、叶、花。

【异　　名】芙蓉花、拒霜花、片掌花、四面花、文官花、七星花、霜降花、山芙蓉、旱芙蓉、三变花。

【生长环境】多栽培于庭院、溪河边、公路旁。

【采　　收】根全年可采, 叶夏、秋季采, 花于秋季含苞待放时采收, 鲜用或晒干。

【药　　性】味辛、微苦, 性凉。

【功　　能】根清热解毒, 凉血消肿; 叶消肿解毒; 花清热解毒, 消肿排脓。

【用法用量】外用: 适量, 捣烂敷或研末调敷。

【民间验方】1. 带状疱疹: 木芙蓉叶适量, 研末, 调米浆敷患处。

2. 烫伤: 木芙蓉叶或花适量, 研末, 调茶油涂患处; 或木芙蓉叶、多花勾儿茶叶、菝葜叶各适量, 研末, 调茶油涂患处。

3. 无名肿毒: 鲜木芙蓉根皮适量, 捣烂敷患处; 或木芙蓉叶、地骨皮各 30 克, 赤小豆 50 克, 共研细末, 调白醋敷患处。

4. 慢性毛囊炎: 木芙蓉根皮粗粉 50 克, 樟脑粉 30 克, 浸入 75% 乙醇 500 毫升中, 7 日后过滤去渣, 取液涂患处, 每日 3 次。

5. 疮疖: 木芙蓉叶适量, 研末, 调蜜敷患处。

6. 疔疮痈疽: 鲜木芙蓉根皮 (或叶, 或花) 适量, 蜂蜜 (或糯米饭, 或红糖) 少许, 捣烂敷患处。

7. 蛇头疔: 鲜木芙蓉花 60 克, 冬蜜 15 克, 捣烂敷患处, 每日换药 2～3 次。

8. 各种蚊虫叮咬, 皮肤痒痛红肿: 鲜木芙蓉适量, 绞汁涂搽患处。

9. 鸡眼: 鲜木芙蓉花 2 朵, 明矾 0.5 克, 捣烂敷患处。

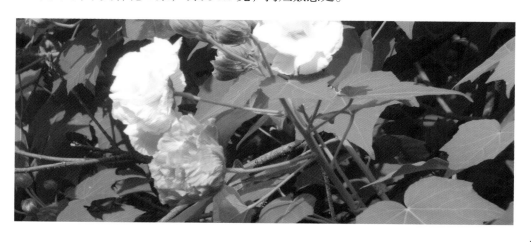

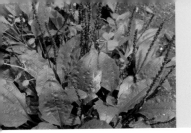

车前草

来源：为车前科植物车前 *Plantago asiatica* L. 的全草（车前草）。

【异　　名】车前、当道、牛舌草、虾蟆衣、牛遗、车轮菜、虾蟆草、地胆头、饭匙草、车轱辘草。

【生长环境】生于荒野、路旁、菜地、河岸湿地，或栽培。

【采　　收】全年可采，鲜用或晒干。

【药　　性】味甘，性寒。

【功　　能】清热解毒。

【用法用量】外用：适量，捣烂敷或煎水洗。

【民间验方】1. 神经性皮炎：鲜车前草适量，酌加米醋，捣烂敷患处。

2. 外伤出血：鲜车前草适量，捣烂敷患处。

3. 疔疮疖肿：鲜车前草、一点红各适量，捣烂敷患处。

4. 疮疡溃烂：鲜车前草叶适量，开水烫软后贴患处，每日2～3次。

5. 鸡眼：鲜车前草适量，捣烂敷患处，每日换药1次，有止痛作用。

6. 臁疮：鲜车前草适量，食盐、冷饭各少许，捣烂敷患处。

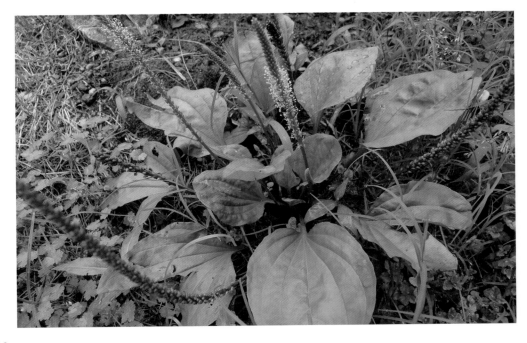

毛冬青

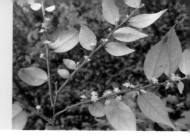

来源：为冬青科植物毛冬青 *llex pubescens* Hook.et Arn. 的根、叶。

【异　　名】细叶冬青、山冬青、茶叶冬青、高山冬青、毛披树、山熊胆、喉毒药、耐糊梯、毛雌子。

【生长环境】生于山坡、路旁、林缘、沟谷、灌丛中。

【采　　收】全年可采，鲜用或晒干。

【药　　性】根味微苦、甘，性平；叶味微苦、涩，性凉。

【功　　能】清热解毒，消肿止痛。

【用法用量】外用：适量，煎水洗或捣烂敷。

【民间验方】1. 无名肿毒：鲜毛冬青叶、山苍子叶各等量，捣烂敷患处。

2. 化脓性伤口：鲜毛冬青根适量，煎水湿敷患处。

3. 湿疹，过敏性皮炎：鲜毛冬青根适量，煎水熏洗患处。

4. 急性湿疹：鲜毛冬青根适量，煎取浓汁，湿敷患处，日 3~4 次。

5. 大腿脓肿：鲜毛冬青叶适量，酌加稀饭，捣烂敷患处，日换药 2 次。

6. 丹毒：鲜毛冬青叶适量，捣汁涂抹患处。

7. 痈疮初起：鲜毛冬青叶、木芙蓉花各适量，捣烂敷患处。

8. 疔疮疖肿：鲜毛冬青叶适量，捣烂敷患处。

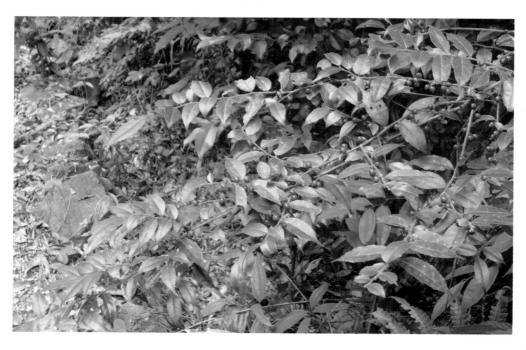

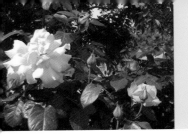

月季花

来源：为蔷薇科植物月季 *Rosa chinensis* Jacq. 的叶或花。

【异　　名】四季花、月月红、月月开、月月花、长春花、月季红、月七花。

【生长环境】多栽培于庭园。

【采　　收】叶全年可采，花于夏、秋季半开时采收，鲜用或晒干。

【药　　性】叶味微苦，性平；花甘、微苦，性温。

【功　　能】解毒消肿。

【用法用量】外用：适量，捣烂敷或研末调敷。

【民间验方】1.热疖肿痛：鲜月季花叶、垂盆草各适量，捣烂敷患处。

2.烧烫伤：月季花适量，研末，调老茶油涂患处。

3.痈疮肿毒：鲜月季花、千里光叶各适量，捣烂敷患处。

4.痈疽，无名肿毒：鲜月季花叶、野菊花叶各适量，捣烂敷患处。

5.皮肤湿疹，疮肿：鲜月季花适量，白矾少许，捣烂敷患处。

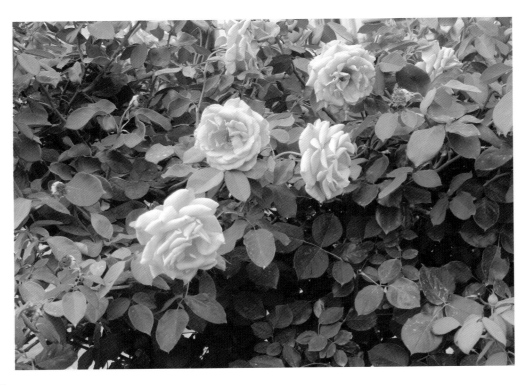

乌蔹莓

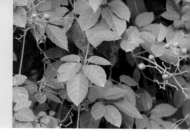

来源：为葡萄科植物乌蔹莓 Causonis japonica (Thunb.) Raf. [Cayratia japonica (Thunb) Gagnep.] 的全草。

【异　　名】五叶莓、五叶藤、五爪龙、五爪龙草、五龙草、母猪藤、五爪藤、五爪金龙、小母猪藤、五将军、五爪绒。

【生长环境】生于山谷林中、路旁、山坡灌丛中或村庄周围。

【采　　收】夏、秋季采收，鲜用或晒干。

【药　　性】味苦、酸，性寒，有小毒。

【功　　能】解毒消肿，活血散瘀。

【用法用量】外用：适量，捣烂敷或煎水洗。

【民间验方】1. 毛囊炎：鲜乌蔹莓、紫花地丁各适量，捣烂敷患处。

2. 痈肿：鲜乌蔹莓适量，酌加米泔水，捣烂敷患处。

3. 脓疱疮：鲜乌蔹莓、蛇莓、杠板归各适量，捣汁涂患处，每日多次。

4. 疔肿：鲜乌蔹莓、紫花地丁各适量，食盐少许，捣烂敷患处。

5. 无名肿毒：鲜乌蔹莓、野菊花、木芙蓉叶各适量，捣烂敷患处。

6. 指头炎：鲜乌蔹莓叶适量，煎水熏洗患指。

7. 烫伤溃烂：乌蔹莓根适量，晒干，研细末，调老茶油涂抹患处。

8. 冻疮溃烂：乌蔹莓叶适量，研末，加凡士林调成 20% 的软膏，外敷患处。

9. 臁疮：鲜乌蔹莓叶适量，捣烂敷患处。

10. 背疮：鲜乌蔹莓叶适量，冬蜜少许，捣烂敷患处。

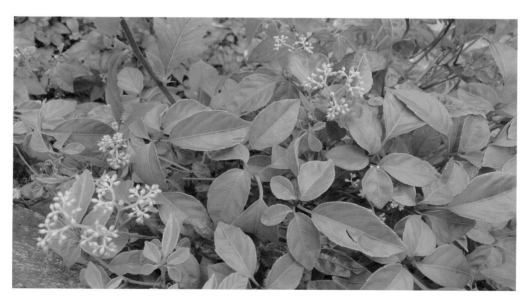

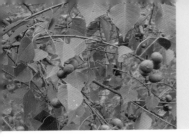

乌桕

来源：为大戟科植物乌桕 *Sapium sebiferum* (L.) Roxb. 的叶。

【异　　名】虹树、虹子树、蜡子树、桕树、卷子叶、油子叶、虹叶。

【生长环境】生于向阳山坡、路旁、河岸边、旷野、村庄周围，或栽培。

【采　　收】夏、秋季采，多鲜用。

【药　　性】味辛、苦，性微温，有毒。

【功　　能】解毒杀虫，疏风止痒，消肿散结。

【用法用量】外用：适量，煎水洗或捣烂敷。

【民间验方】1.脂溢性皮炎：鲜乌桕嫩叶、辣蓼各30克，明矾10克，煎水洗患处。

2.接触性皮炎：乌桕嫩叶、土荆芥、龙葵各适量，煎水熏洗患处。

3.过敏性皮炎：乌桕叶、番石榴叶各30克，艾叶、苍耳子各15克，食盐少许，煎水熏洗患处。

4.皮肤瘙痒症：鲜乌桕叶、苦楝叶、土荆芥各适量，煎水熏洗患处；或鲜乌桕嫩叶适量，食盐少许，搓烂后搽患处。

5.疔疮疖肿：鲜乌桕嫩叶、紫花地丁各适量，蜂蜜少许，捣烂敷患处。

6.足癣：乌桕叶、一枝黄花各适量，煎水熏洗患处。

7.阴囊湿疹：乌桕叶60克，百部、苍耳草各30克，煎水洗患处。

8.足跖缝湿疹：鲜乌桕嫩叶（连心芽）数个，揉碎塞足缝间。

9.痈疖初起：鲜乌桕叶适量，冷饭少许，捣烂敷患处。

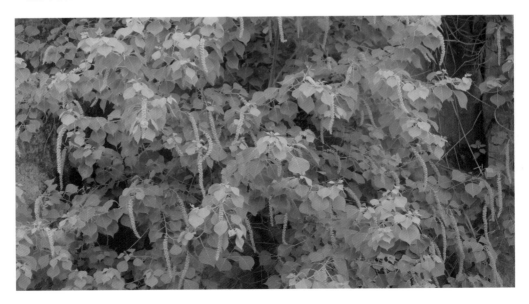

乌蕨

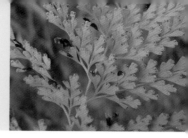

来源：为鳞始蕨科植物乌蕨 Sphenomeris chinensis (L.) Maxon [Stenoloma chusana (L.) Ching] 的全草。

【异　　名】乌韭、乌韭蕨、大叶金花草、金花草、孔雀尾、雉鸡尾、土黄莲、野黄连、苦黄连。

【生长环境】生于阴湿山坡、路旁、林缘、灌丛中。

【采　　收】全年均可采收，鲜用或晒干。

【药　　性】味苦，性寒。

【功　　能】清热解毒。

【用法用量】外用：适量，捣烂敷或煎水洗。

【民间验方】1.项痈：鲜乌蕨适量，蜂蜜少许，捣烂敷患处。

2.湿疹：乌蕨、马齿苋各适量，煎水熏洗患处。

3.无名肿毒：鲜乌蕨叶、豆腐柴叶、糯米团各适量，捣烂敷患处。

4.痈疖初起：鲜乌蕨叶、紫花地丁、木芙蓉花各适量，捣烂敷患处。

5.足癣糜烂：乌蕨适量，煎水熏洗患处。

6.对口疮：鲜乌蕨叶适量，酌加冬蜜或食盐，捣烂敷患处。

7.风疹：鲜乌蕨叶适量，食盐少许，揉烂擦患处，日3次，连用3天。

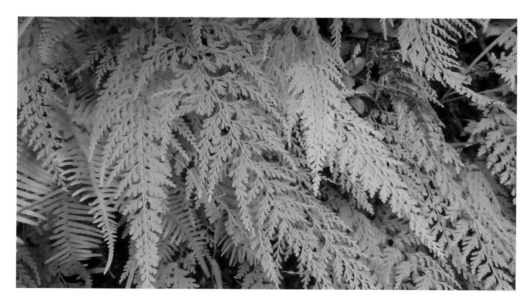

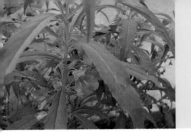

凤仙花

来源: 为凤仙花科植物凤仙花 *Impatiens balsamina* L. 的全草。

【异　　名】金凤花、灯盏花、好女儿花、指甲花、海莲花、指甲桃花、手指甲花、金童花、竹盏花。

【生长环境】多栽培于庭园、房前屋后，或逸为野生。

【采　　收】夏、秋季采收，鲜用或晒干。

【药　　性】味苦、辛，性温，有小毒。

【功　　能】消肿解毒，杀虫止痒。

【用法用量】外用：适量，捣烂敷或煎水洗。

【民间验方】1. 过敏性皮炎：鲜凤仙花全草适量，明矾 10 克，煎水洗患处。

2. 甲沟炎：鲜凤仙花叶或花适量，红糖（或食盐）少许，捣烂敷患处。

3. 灰指甲：凤仙花适量，水煎浓汁，熏洗患处，每日 2~3 次；或鲜凤仙花适量，捣汁涂患处。

4. 痈疖疮毒：凤仙花全草、木芙蓉叶各等量，研末，以醋调敷患处。

5. 蛇头疔（指头炎）：鲜凤仙花叶适量，食盐少许，捣烂敷患处。

6. 痈疽肿毒：凤仙花花适量，研末，酌加醋调成糊状抹患处。

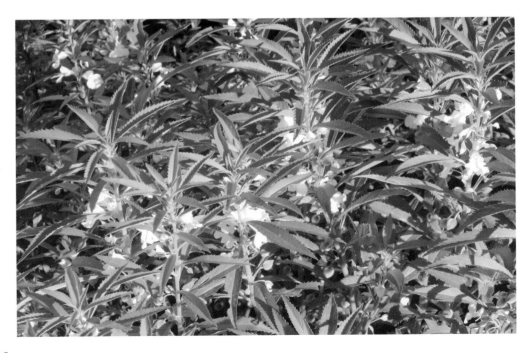

凤尾草

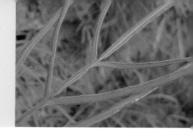

来源：为凤尾蕨科植物井栏边草 *Pteris multifida* Poir. 的全草。

【异　　名】井口边草、铁脚鸡、凤凰草、井边茜、乌脚鸡、金鸡尾、鸡爪莲、鸡脚爪、鸡脚草、小叶凤尾草、蜈蚣蕨、凤尾蕨。

【生长环境】生于阴湿岩石下、墙角、井边、溪涧旁石缝中。

【采　　收】全年可采，鲜用或晒干。

【药　　性】味淡、微苦，性寒。

【功　　能】清热利湿，消肿解毒。

【用法用量】外用：适量，捣烂敷或煎水洗。

【民间验方】1. 荨麻疹：凤尾草适量，食盐少许，煎水熏洗患处。

2. 水火烫伤：凤尾草适量，研末，调茶油搽患处。

3. 蜈蚣咬伤，毛虫螫伤：鲜凤尾草叶 60 克，鲜酢浆草 30 克，捣烂敷患处。

4. 痈：鲜凤尾草适量，蜂蜜少许，捣烂敷患处。

5. 疣，湿疹：凤尾草适量，烧灰存性，调茶油抹患处。

6. 对口疔：鲜凤尾草适量，捣烂敷患处。

7. 慢性溃疡：鲜凤尾草适量，捣取汁，加入茶油少许，文火煮沸，待冷后涂抹患处，日 3 次。

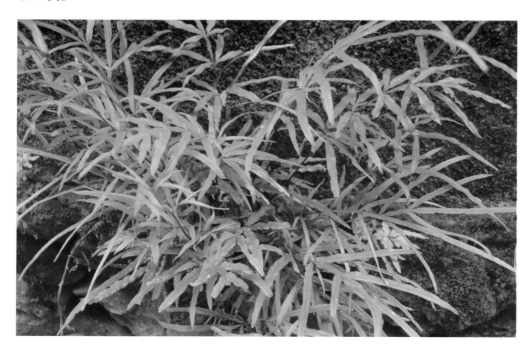

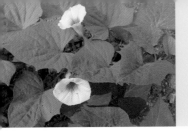

甘薯

来源：为旋花科植物番薯 *Ipomoea batatas* (L.)Poir. 的叶。

【异　　名】红薯、地瓜、朱薯、山芋、红苕、白薯、甜薯。

【生长环境】多为栽培。

【采　　收】夏、秋季采收，鲜用或晒干。

【药　　性】味甘，性平。

【功　　能】消痈散结，解毒消肿。

【用法用量】外用：适量，捣烂敷或煎水洗。

【民间验方】1. 无名肿毒：地瓜叶适量，水煮片刻，捣烂敷患处；或鲜地瓜叶适量，食盐少许，捣烂敷患处。

2. 疔疮疖肿：鲜地瓜叶适量，红糖少许，捣烂敷患处。

3. 蜈蚣咬伤：鲜地瓜藤嫩尖 7～10 条，捣烂敷患处。

4. 甲沟炎：鲜地瓜叶 6～7 片，红糖少许，捣烂敷患处。

5. 痈、疮溃烂疼痛出血：鲜地瓜叶适量，捣烂敷患处，2～3 小时换药 1 次，有止血、止痛、消炎、防腐之功。

6. 蜂窝织炎：鲜地瓜叶适量，捣烂敷患处；或地瓜叶、桃叶各适量，煎水洗患处。

7. 带状疱疹：鲜地瓜叶适量，冰片少许，捣极烂敷患处。

8. 阴囊湿疹：鲜地瓜嫩叶适量，食盐少许，煎水洗患处，洗后撒布少许滑石粉。

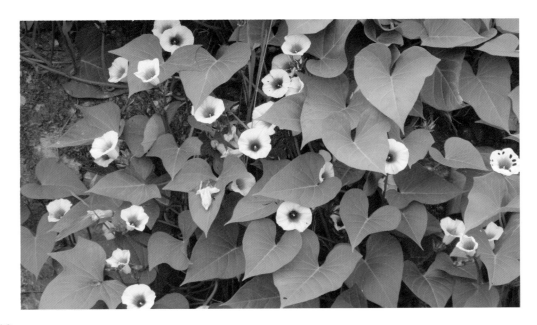

石蒜

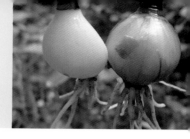

来源：为石蒜科植物石蒜 *Lycoris radiata* (L'Hér.)Herb. 的鳞茎。

【异　　名】老鸦蒜、乌蒜、独蒜、鬼蒜、山蒜、野蒜、秃蒜、红花石蒜、鬼臼、鬼葱、银锁匙、蒜头草。

【生长环境】生于田边、草坡、溪边、山谷林下、山地阴湿处，或栽培。

【采　　收】全年均可采收，多鲜用。

【药　　性】味辛、甘，性温，有毒。

【功　　能】解毒消肿，杀虫。

【用法用量】外用：适量，捣烂敷或煎水洗。

【民间验方】1.背痈（阴证）：鲜石蒜鳞茎适量，加少许糯米、酸醋，捣烂敷患处。

2.痈疽疮疖：鲜石蒜鳞茎、木芙蓉各适量，捣烂敷患处。

3.颈部脓肿（未溃烂）：鲜石蒜鳞茎适量，烧酒少量，捣烂敷患处，干则换之。

4.疥肿：鲜石蒜鳞茎适量，白糖少许，捣烂敷患处。

5.疗疮：鲜石蒜鳞茎、八角枫叶各适量，捣烂敷患处。

6.无名肿毒，指头疗：鲜石蒜鳞茎适量，捣烂敷患处。

7.痈疽疮毒初起：鲜石蒜鳞茎适量，酌加红糖，捣烂，加热敷患处，日换药2次。

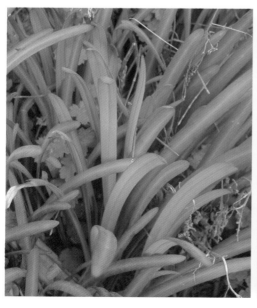

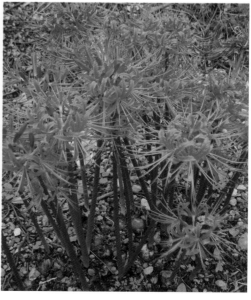

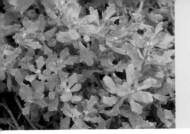

石胡荽

来源：为菊科植物石胡荽 *Centipeda minima* (L.)A.Br.& Asch. 的全草。

【异　　名】鹅不食草、鹅不食、野芫荽、地芫荽、满天星、地胡椒、山胡椒、砂药草、地杨梅、球子草、猪屎草。

【生长环境】生于路旁、田埂、园地、荒野阴湿地。

【采　　收】夏、秋季采收，鲜用或晒干。

【药　　性】味辛，性温。

【功　　能】解毒消肿。

【用法用量】内服：5～9克，水煎服。外用：适量，捣烂敷或榨汁涂。

【民间验方】1.瘰疬：鲜石胡荽60～90克，红糖少许，捣烂敷患处，每日换药1次。

2.无名肿毒：鲜石胡荽适量，捣烂敷患处；另取鲜石胡荽15～30克，水煎服。

3.蛇头疔：鲜石胡荽适量，红糖少许，捣烂敷患处，每日换药2～3次。

4.慢性湿疹：石胡荽、杠板归各适量，研细末，用醋或香油调涂患处。

5.疮痈肿毒：鲜石胡荽适量，捣烂敷患处。

6.鸡眼：先把鸡眼厚皮削平，取鲜石胡荽适量，捣烂敷患处，3～5天取下。

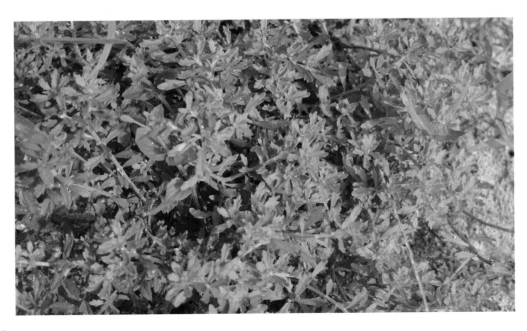

龙葵

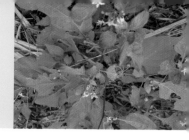

来源：为茄科植物龙葵 *Solanum nigrum* L. 的全草。

【异　　名】苦菜、苦葵、天茄子、天天茄、水茄、天泡果，七粒扣、乌疔草、野茄子、野海椒、野辣椒、山辣椒、黑辣椒、黑茄。

【生长环境】生于荒地、路旁、田边、村庄周围。

【采　　收】夏、秋季采收，鲜用或晒干。

【药　　性】味苦，性寒，有小毒。

【功　　能】清热解毒，散瘀消肿。

【用法用量】内服：15～30克，水煎服。外用：适量，捣烂敷或煎水洗。

【民间验方】1.痈肿疔疖：龙葵叶适量，研末，调蜜敷患处。

2.疔疮：鲜龙葵30～60克，水煎服，另取鲜龙葵适量，捣烂敷患处；或鲜龙葵4份，紫花地丁1份，捣烂敷患处。

3.痈肿无头：鲜龙葵适量，捣烂敷患处。

4.天疱疮：龙葵、杠板归、紫花地丁各适量，煎水洗患处。

5.疱疔（皮肤突发红色斑点，迅速扩大成疱，瘙痒，灼痛，红肿）：鲜龙葵120克，鲜紫花地丁30克，捣烂敷患处。

6.痈疽肿毒：鲜龙葵叶适量，捣烂敷患处。

7.疮疡肿毒：鲜龙葵叶适量，红糖少许，捣烂敷患处。

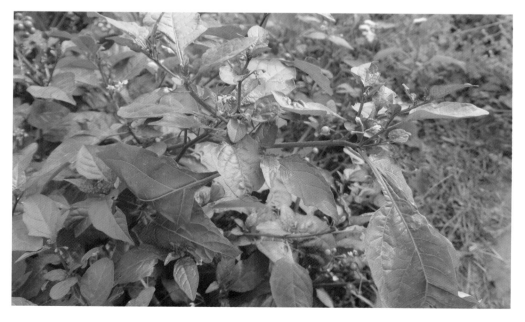

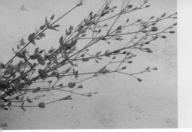

田基黄

来源：为藤黄科植物地耳草 *Hypericum japonicum* Thunb. ex Murray 的全草。

【异　　名】雀舌草、合掌草、七寸金、七层塔、一条香、金锁匙、黄花仔、小田基黄、小对叶草、对叶草、小元宝草。

【生长环境】生于田边、沟边、草地、路旁等湿地。

【采　　收】春、夏、秋季采收，鲜用或晒干。

【药　　性】味甘、苦，性凉。

【功　　能】清热解毒，散瘀消肿。

【用法用量】外用：适量，捣烂敷或煎水洗。

【民间验方】1.痈疮肿毒：田基黄、木芙蓉叶各等量，研末，调酒敷患处。

2.疔疮疖肿：鲜田基黄、紫花地丁各适量，捣烂敷患处。

3.带状疱疹：鲜田基黄适量，糯米少许，捣烂敷患处。

4.湿疹：田基黄适量，水煎湿敷或洗患处。

5.痈，疖，化脓性感染：鲜田基黄适量，水煎，浓缩成100%煎液，湿敷患处。

6.蛇头疔：鲜田基黄适量，捣烂，绞汁1杯，麻油半杯，调匀炖温，涂抹患处。

7.黄水疮：鲜田基黄、鼠曲草各适量，捣烂敷患处。

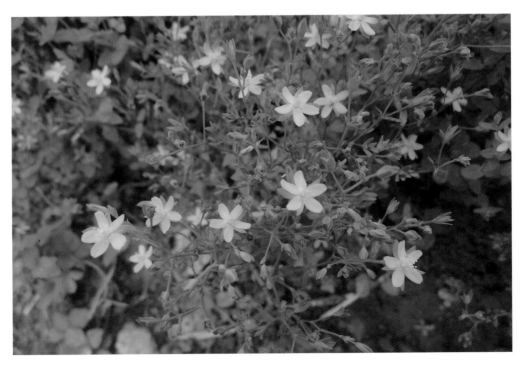

凹叶景天

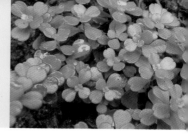

来源：为景天科植物凹叶景天 *Sedum emarginatum* Migo 的全草。

【异　　名】马牙半枝、酱板草、石上马牙苋、佛甲草、仙人指甲、石马齿苋、豆瓣草、石板菜、岩板菜、石板还阳。

【生长环境】生于较阴湿的土坡岩石上或溪谷林下。

【采　　收】全年均可采收，鲜用或置沸水中稍烫，晒干。

【药　　性】味苦、酸，性凉。

【功　　能】清热解毒。

【用法用量】外用：适量，捣烂敷。

【民间验方】1. 痈肿疮疖：鲜凹叶景天、紫花地丁、千里光叶各适量，捣烂敷患处。

2. 脓肿：鲜凹叶景天、木芙蓉嫩叶、番薯叶各适量，捣烂敷患处，日换药 1 次。

3. 疔疮：鲜凹叶景天适量，酌加米醋、食盐，捣烂敷患处。

4. 甲沟炎：鲜凹叶景天适量，酌加食盐，捣烂敷患处，日换药 1 次。

5. 疮毒红肿：鲜凹叶景天、木芙蓉叶、一点红各适量，捣烂敷患处。

6. 带状疱疹：鲜凹叶景天适量，酌加食盐，捣烂敷或取汁搽患处。

7. 漆过敏：鲜凹叶景天、螃蟹各等量，捣烂涂患处。

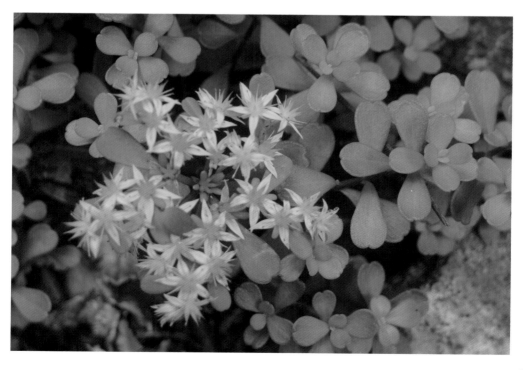

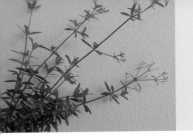

四叶葎

来源：为茜草科植物四叶葎 Galium bungei Steud. 的全草。

【异　　名】四叶草、四方草、四角金、小锯子草、苯拉拉藤、四叶蛇草、四叶蛇舌草、四叶拉拉藤。

【生长环境】生于路旁、山地、旷野、田间、沟旁、灌丛中。

【采　　收】夏季采收，鲜用或晒干。

【药　　性】味甘、苦，性平。

【功　　能】解毒消肿。

【用法用量】外用：适量，捣烂敷。

【民间验方】1.蛇头疔（指头炎）：鲜四叶葎、野菊花各适量，冷饭少许，捣烂敷患处；或鲜四叶葎、垂盆草各适量，捣烂敷患处。

2.疔疮疖肿：鲜四叶葎、球兰各适量，捣烂敷患处。

3.痈肿疔疮：鲜四叶葎、紫花地丁各适量，白酒少许，捣烂敷患处。

4.对口疮：鲜四叶葎、一点红各适量，捣烂敷患处。

5.红肿痈疖：鲜四叶葎适量，捣烂敷患处。

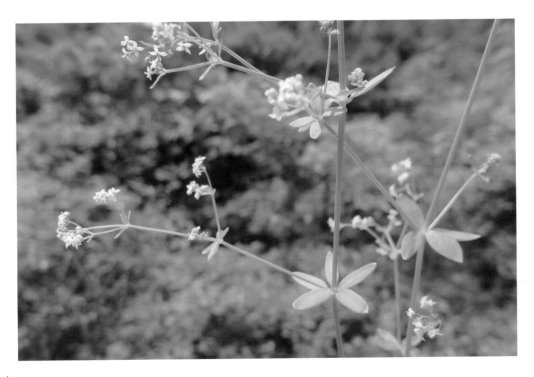

仙鹤草

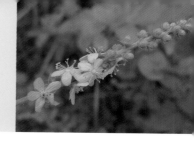

来源：为蔷薇科植物龙芽草 *Agrimonia pilosa* Ledeb. 的全草。

【异　　名】狼牙草、龙牙草、石打穿、金顶龙芽、乌脚鸡、脱力草、蛇倒退、龙头草、黄花草。

【生长环境】生于荒野、山坡、路旁、林缘、村庄周围。

【采　　收】夏、秋季采收，鲜用或晒干。

【药　　性】味苦、涩，性平。

【功　　能】收敛止血，杀虫止痒。

【用法用量】外用：适量，捣烂敷或煎水洗。

【民间验方】1.皮肤瘙痒症：鲜仙鹤草、杠扳归、豨莶草各适量，煎水洗浴。

2.化脓性皮炎：仙鹤草适量，煎水熏洗患处。

3.湿疹：仙鹤草、马齿苋、千里光、刺苋各适量，食盐少许，煎水熏洗患处。

4.渗出性湿疹：仙鹤草适量，煎水熏洗患处，每次 20 分钟，每日 2 次。

5.痈疖疔疮：仙鹤草适量，水煎熬膏涂患处。

6.足癣：鲜仙鹤草适量，煎水熏洗患处，日数次。

7.疮疖：鲜仙鹤草叶、一点红各适量，捣烂敷患处。

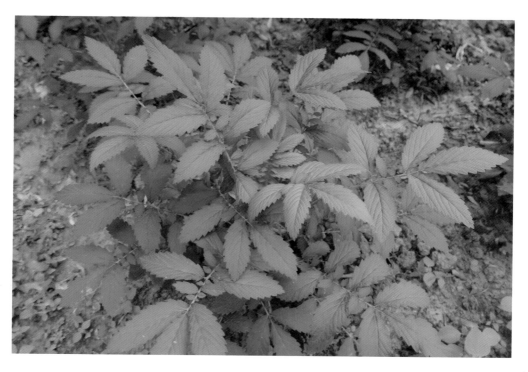

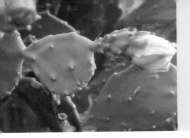

仙人掌

来源：为仙人掌科植物仙人掌 *Opuntia dillenii* (KerGawl.) Haw. 的茎。

【异　　名】神仙掌、观音掌、仙巴掌、刺巴掌、火掌。

【生长环境】多为栽培。

【采　　收】全年可采，去刺，鲜用或晒干。

【药　　性】味苦，性寒。

【功　　能】清热解毒，散瘀消肿。

【用法用量】外用：适量，煎水洗或捣烂敷。

【民间验方】1. 痈肿：鲜仙人掌适量，去刺，捣烂敷患处。

2. 慢性湿疹：仙人掌适量，去刺，烘干研粉，调植物油或食醋涂患处，日2～3次。

3. 手癣：鲜仙人掌适量，去刺，捣汁涂擦患处至微微发红、发热为度，日2～3次。

4. 无名肿毒：鲜仙人掌适量，去皮、刺，酌加食盐，捣烂敷患处。

5. 冻伤：鲜仙人掌适量，捣成糊状，涂敷患处。Ⅲ度冻伤，已溃烂者不适用。

6. 急性蜂窝织炎：鲜仙人掌适量，去刺，捣烂敷患处，每日换药1次。

7. 毛囊炎：仙人掌适量，去刺，焙干研末，调茶油涂患处。

8. 带状疱疹：鲜仙人掌适量，去刺，捣汁频涂患处。

9. 秃疮：仙人掌适量，焙干研末，调茶油涂患处。

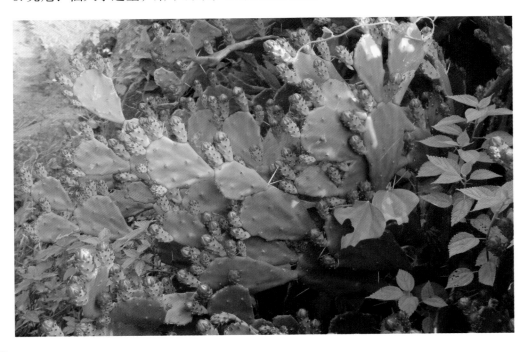

白花蛇舌草

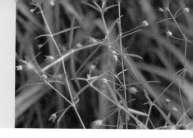

来源：为茜草科植物白花蛇舌草 *Hedyotis diffusa* Willd.
[*Oldenlandia diffusa* (Willd.) Roxb. Hort. Beng.] 的全草。

【异　　名】蛇舌草、蛇舌癀、蛇总管、二叶葎、蛇针草、蛇利草、白花十字草、竹叶草。

【生长环境】生于潮湿的田边、沟旁、草地。

【采　　收】夏、秋季采，鲜用或晒干。

【药　　性】味苦、甘，性寒。

【功　　能】清热利湿，解毒消肿，消痈散结。

【用法用量】内服：15～30克，水煎服。外用：适量，捣烂敷或煎水洗。

【使用注意】孕妇慎服。

【民间验方】1.顽固性外阴湿疹：白花蛇舌草、苍术、土茯苓各30克，艾叶（后下）20克，水煎熏洗患处，每次15分钟，每晚1次，15次为1疗程。

2.疔疮疖肿：鲜白花蛇舌草适量，捣烂敷患处，或酌加蜂蜜调匀敷患处。

3.指端脓肿：鲜白花蛇舌草适量，食盐少许，捣烂敷患处。

4.皮肤瘙痒症：白花蛇舌草30～60克，水煎服；另取白花蛇舌草适量，煎水洗患处。

5.瘰疬：鲜白花蛇舌草适量，饭粒、食盐各少许，捣烂，以菜叶包好，煨热敷患处。

6.带状疱疹：鲜白花蛇舌草、一点红、紫花地丁各适量，捣汁涂擦患处。

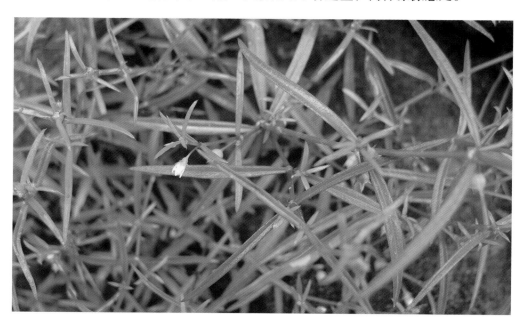

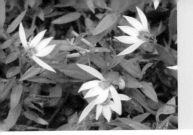

半边莲

来源：为桔梗科植物半边莲 *Lobelia chinensis* Lour. 的全草。

【异　　名】急解索、蛇利草、细米草、蛇舌草、半边菊、半边花、鱼尾花、箭豆草、蛇啄草、肺经草。

【生长环境】生于路旁、田边、河边、沟边、园圃、山坡潮湿地。

【采　　收】夏、秋季采收，鲜用或晒干。

【药　　性】味甘，性平。

【功　　能】解毒消肿。

【用法用量】外用：适量，捣烂敷，或捣汁调涂。

【民间验方】1.疔疮肿毒：鲜半边莲、紫花地丁、千里光叶各适量，食盐少许，捣烂敷患处。

2.湿疹：半边莲，杠板归各适量，煎水洗患处。

3.毒蜂螫伤，漆疮：鲜半边莲适量，捣烂或绞汁敷患处。

4.毒蛇咬伤（竹叶青蛇咬伤尤效）：鲜半边莲 30～60 克，糯米少许，捣烂敷伤处，另取鲜半边莲 500 克，捣烂取汁服；或鲜半边莲、天胡荽、连钱草各 30～60 克，捣烂取汁服，渣敷患处。

5.脓疱疮：鲜半边莲 60 克，糯米 15 克，捣烂敷患处。

6.蛇头疔（指头炎）：鲜半边莲适量，捣烂敷患处；或鲜半边莲、紫花地丁各适量，白糖少许，捣烂敷患处。

7.无名肿毒：鲜半边莲适量，冰糖或糯米酒少许，捣烂敷患处。

8.疖肿：鲜半边莲、旱莲草各适量，捣烂敷患处。

9.带状疱疹：鲜半边莲适量，捣烂取汁频涂患处。

10.漆疮：鲜半边莲适量，捣汁频涂患处。

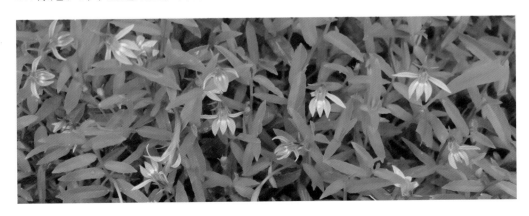

地肤

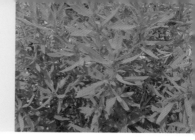

来源：为藜科植物地肤 *Kochia scoparia* (L.)Schrad. 的果实（地肤子）及嫩茎叶（地肤苗）。

【异　　名】落帚子、竹帚子、扫帚子、扫帚草、铁扫把子。

【生长环境】生于荒野、路边、园圃，或栽培。

【采　　收】嫩茎叶于春、夏季采收，鲜用或晒干；果实于秋末成熟时割取果穗，晒干，打下，簸净。

【药　　性】味苦，性寒。

【功　　能】清热解毒，祛风止痒。

【用法用量】外用：适量，捣烂敷或煎水洗。

【民间验方】1.湿疹：地肤子、马齿苋各15克，黄柏、白鲜皮各10克，明矾6克，煎水洗患处。

2.阴囊湿痒：地肤子、一枝黄花、苦参、千里光各适量，煎水洗患处。

3.皮肤瘙痒症：地肤子15克，杠板归、苍耳草各20克，煎水洗患处；或地肤子嫩茎叶、艾叶、杠板归各适量，食盐少许，煎水洗患处。

5.瘊子：地肤子、白矾各等量，研末，煎汤洗患处。

6.脓疱疮：地肤子、苦参各10克，防风、蝉蜕各6克，煎水洗患处。

7.玫瑰糠疹：鲜地肤叶、苎麻叶各等量，捣汁频涂患处。

8.灰指甲：地肤子50克，甘草20克，加水煎煮擦洗患处，每日1剂，10～15天为1疗程。

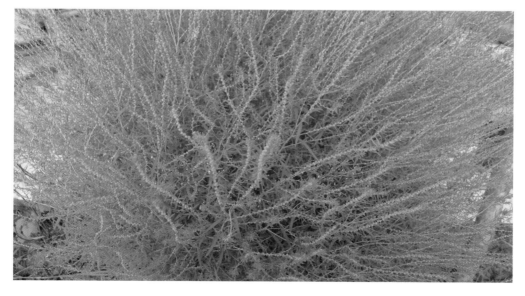

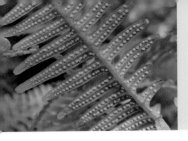

芒萁

来源：为里白科植物芒萁 *Dicrnopteris pedata* (Houtt.) Nakai [*D.dichotoma* (thumb.)Bernh.] 的全草。

【异　　名】山蕨、蕨萁、芒萁骨、铁芒萁、铁狼萁、铁蕨鸡、狼萁蕨、芦萁、硬脚萁。

【生长环境】生于荒坡、灌丛或稀疏马尾松林下。

【采　　收】全年均可采收，鲜用或晒干。

【药　　性】味微苦、涩，性平。

【功　　能】解毒消肿，疏风止痒。

【用法用量】外用：鲜嫩叶适量，捣烂敷患处，或叶烧灰调茶油涂患处。

【民间验方】1.急慢性毛囊炎：局部消毒后，剪去痂皮，取芒萁叶烧灰调茶油涂患处，日3～4次。

2.无名肿毒：鲜芒萁嫩芽、蕨粉各适量，捣烂敷患处。

3.皮肤瘙痒症：芒萁叶、辣蓼、土荆芥、杠板归各适量，煎水洗患处。

4.风疹瘙痒：鲜芒萁适量，煎水洗患处。

5.带状疱疹：鲜芒萁适量，食盐少许，捣汁涂患处。

6.蜈蚣咬伤；鲜芒萁嫩叶适量，嚼烂敷患处。

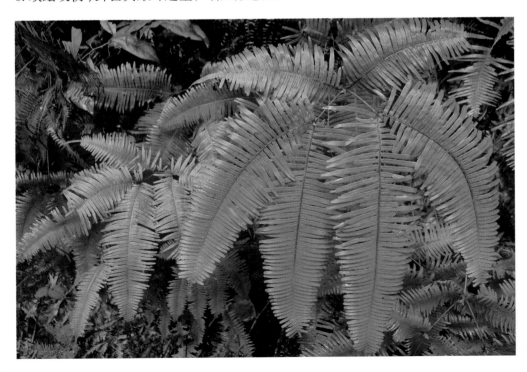

百部

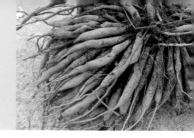

来源：为百部科植物大百部 *Stemona tuberose* Lour. 的块根（百部）。

【异　　名】百部根、百条根、九丛根、九十九条根、山百根、药虱药、百部草、一窝虎、嗽药。

【生长环境】生于向阳山坡林下、路旁。

【采　　收】冬季地上部分枯萎后或春季萌芽前采挖，鲜用，或入沸水中稍烫，取出晒干或烘干。

【药　　性】味苦、微甘，性微温，有小毒。

【功　　能】杀虫止痒，疗癣灭虱。

【用法用量】外用：适量，煎水洗，或浸酒涂擦。

【民间验方】1.小儿周身瘙痒：百部适量，浸于白酒中，取药液擦患处。

2.手足癣：百部、一枝黄花、辣蓼各适量，煎水洗患处。

3.皮肤瘙痒症：百部、苦楝皮、一枝黄花、千里光各适量，煎水洗患处。

4.发虱，阴虱：鲜百部适量，捣烂，将其置于米泔水内浸泡12小时，或置于醋内浸泡1～2小时，取浸液外擦；或鲜百部适量，捣烂，加少许烟丝浸于米醋中1～2小时，取醋液擦生虱处。

5.股癣：百部50克，一枝黄花30克，用白醋浸泡1周，取药液涂患处。

6.蚊虫叮咬致皮肤过敏瘙痒：鲜百部切断，取断面涂擦患处。

7.疥疮：百部30克，置500毫升白酒中浸泡7天，取浸液擦身。

8.过敏性皮炎：百部60克，煎水熏洗患处，日2次。

9.外阴瘙痒：百部50克，一枝黄花、马鞭草、苦参各30克，花椒10克，煎水熏洗患处。

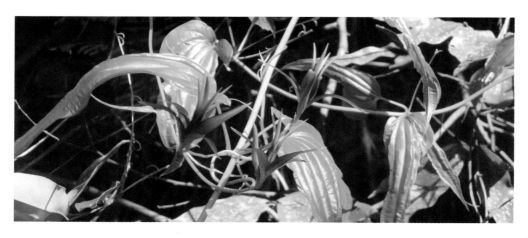

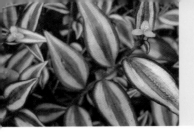

吊竹梅

来源：为鸭跖草科植物吊竹梅 *Tradescantia zebrina* Heynh. 的全草。

【异　　名】水竹草、金瓢羹、吊竹菜、花叶竹节草、红鸭跖草、花蝴蝶。

【生长环境】多为栽培。

【采　　收】春至秋季采收，鲜用或晒干。

【药　　性】味淡、甘，性寒。

【功　　能】清热利湿，解毒消肿。

【用法用量】外用：适量，捣烂敷或捣汁涂。

【民间验方】1. 皮肤瘙痒症：鲜吊竹梅适量，捣烂擦患处。

2. 疖肿：鲜吊竹梅叶、天胡荽、连钱草各适量，酌加冬蜜，捣烂敷患处。

3. 烫火伤：鲜吊竹梅适量，捣烂敷或榨汁涂患处。

4. 无名肿毒：鲜吊竹梅叶适量，酌加冬蜜，捣烂敷患处。

5. 痈肿：鲜吊竹梅叶、木芙蓉叶各适量，捣烂敷患处。

6. 疔疮肿毒：鲜吊竹梅适量，捣烂敷患处。

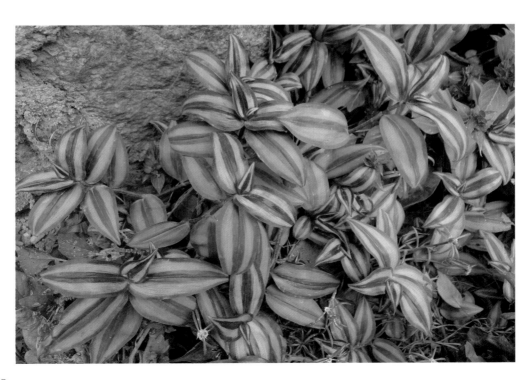

羊蹄

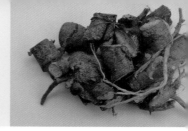

来源：为蓼科植物羊蹄 *Rumex japonicus* Houtt. 的根。

【异　　名】羊蹄大黄、土大黄、牛蹄、牛舌大黄、野萝卜、山萝卜、牛舌头、牛大黄、野菠菱。

【生长环境】生于荒野、田边、路旁、河滩、沟边湿地。

【采　　收】夏、秋季采收，鲜用或晒干。

【药　　性】味苦、辛，性寒。有小毒。

【功　　能】清热解毒，杀虫止痒。

【用法用量】外用：适量，捣烂敷或研末调涂。

【民间验方】1.癣：羊蹄根适量，切片，酌加醋炖热，取药液涂患处；或鲜羊蹄根适量，捣烂，置醋中浸泡半个月，取醋液连渣涂擦患处，日 2 ~ 3 次。

2.头部脂溢性皮炎（头部瘙痒，脱白屑）：鲜羊蹄根适量，捣烂，加盐少许拌匀，绞汁涂患处，日数次。

3.汗斑：羊蹄根粉末 30 克，枯矾末少许，酌加醋调匀，涂擦患处。

4.湿疹，皮肤瘙痒，汗斑：羊蹄根适量，研末，调老茶油涂患处。

5.疥癣秃疮：鲜羊蹄根适量，捣烂，加醋绞汁涂患处。

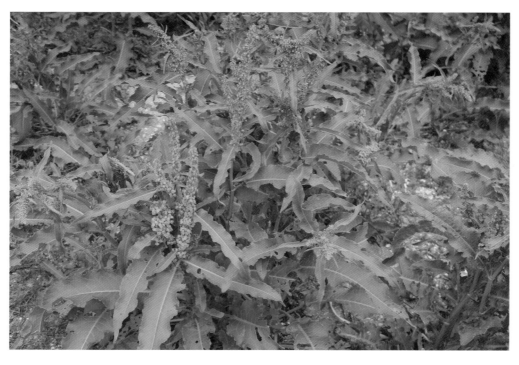

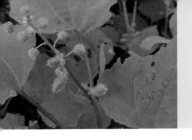

苍耳

来源：为菊科植物苍耳 *Xanthium sibinicum* Patrin ex Widder 的全草。

【异　　名】枲耳、羊负来、佛耳、猪耳、虱麻头、粘粘葵、羊带来、痴头婆、疔疮草、青棘子、苍子棵。

【生长环境】生于荒野、路旁、溪边、村庄周围。

【采　　收】夏、秋季采，鲜用或晒干。

【药　　性】味苦、甘、辛，性凉，有小毒。

【功　　能】杀虫止痒。

【用法用量】外用：适量，煎水洗或捣烂敷。

【民间验方】1.皮肤瘙痒症：苍耳草、杠板归、苦楝叶各适量，煎水洗浴。

2.接触性皮炎：苍耳草、益母草、枯矾、白鲜皮、地肤子各 15 克，煎水洗患处。

3.湿疹：鲜苍耳草、马兰各适量，食盐少许，煎水洗患处。

4.脚癣：苍耳草 30 克，蛇床子、蜂房、苦参各 15 克，白矾、黄柏各 15 克，煎水熏洗患处。

5.汗斑：鲜苍耳嫩叶尖适量，食盐少许，捣烂擦患处。

6.蜂螫、虫咬伤：鲜苍耳草适量，捣烂擦患处。

7.遍身湿痒：苍耳草、马齿苋、苦参各适量，食盐少许，煎水洗患处。

8.疔疮疖痈：苍耳草适量，烧灰存性，酌加猪油调敷患处。

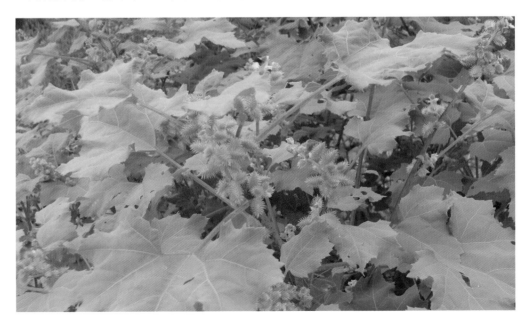

苎麻

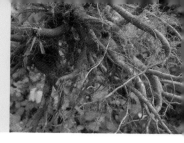

来源：为荨麻科植物苎麻 *Boehmeria nivea* (L.)Hook.f.&Arn. 的根、根茎及叶。

【异　　名】野麻、野苎麻、家麻、绿麻、青麻、白麻、布麻、天青地白。

【生长环境】生于荒野、山沟、路旁、村庄周围，或栽培。

【采　　收】根、根茎全年可采，叶春、夏、秋季采，鲜用或晒干。

【药　　性】味甘，性寒。

【功　　能】解毒消肿，杀虫止痒。

【用法用量】外用：适量，捣烂敷或煎水洗。

【民间验方】1.白癜风（轻症）：鲜苎麻叶与少许食盐间隔腌制，次日取叶揉擦患处，至皮肤微红，有少许疼痛感即可，每日1次。

2.疔疮疖肿：鲜苎麻根皮或嫩叶适量，捣烂敷患处。

3.癣：清晨摘取带露水的苎麻嫩叶适量，与食盐捣烂擦患处，有热感为度，每日1次。

4.神经性皮炎：鲜苎麻嫩叶适量，捣汁涂敷患处。

5.湿疹：苎麻叶、丝瓜叶、南瓜叶各适量，研末，酌加茶油调匀涂患处。

6.带状疱疹（气滞血瘀证）：苎麻根适量，煎水熏洗患处，每次5~20分钟，每日2次。

7.汗斑：鲜苎麻叶适量，捣汁涂敷患处，日3~4次。

8.无名肿毒：鲜苎麻根皮适量，红糖少许，捣烂敷患处。

9.痈肿初起：鲜苎麻根适量，甜酒酿少许，捣烂敷患处。

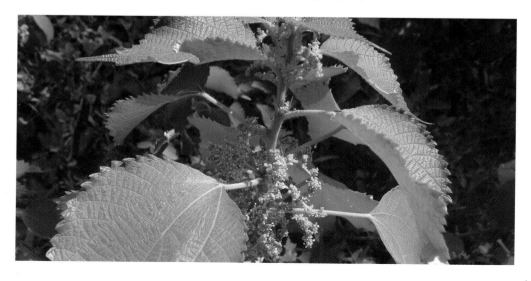

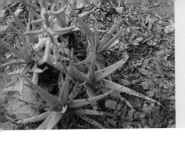

芦荟

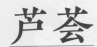

来源：为百合科植物斑纹芦荟Aloe vera var.chinensis (Haw.) Berg. 的叶。

【异　　名】卢会、讷会、象胆、奴会、劳伟。

【生长环境】多为栽培。

【采　　收】全年均可采收，多鲜用。

【药　　性】味苦、涩，性寒。

【功　　能】消肿解毒。

【用法用量】外用：适量，捣烂敷或捣烂绞汁涂。

【民间验方】1.蛇头疔：鲜芦荟叶适量，捣烂敷患处，日换药1~2次。

2.足癣：鲜芦荟叶1片切开，用纱布包好贴患处，日换药1次，连用3天。

3.甲沟炎：鲜芦荟叶1片，取汁拌红霉素软膏适量敷患处。

4.皮肤瘙痒症：鲜芦荟叶适量，对半剖开擦患处。

5.疔疮疖肿：鲜芦荟叶适量，捣烂敷患处。

6.无名肿毒：鲜芦荟叶适量，冷饭、食盐各少许，捣烂敷患处。

7.痤疮：鲜芦荟叶3~6片，捣汁，加入雪花膏、凡士林，配成70%软膏，每日早、晚各涂1次。

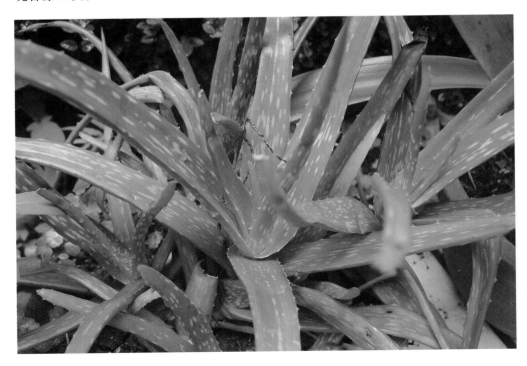

杠板归

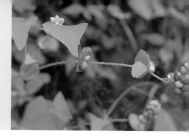

来源：为蓼科植物杠板归 *Polygonum perfoliatum* L. 的全草。

【异　　名】犁头刺藤、老虎利、倒金钩、河白草、刺犁头、蛇不过、老虎刺、有笐犁头草、犁头藤、三角藤、蛇倒退、扛板归、蛇见退、串心草、猫爪刺。

【生长环境】生于荒野、田坎、沟边、灌丛中及村庄周围。

【采　　收】夏、秋季采收，鲜用或晒干。

【药　　性】味酸、苦，性微寒。

【功　　能】清热解毒，祛湿止痒。

【用法用量】外用：适量，捣烂敷或煎水洗。

【民间验方】1. 湿疹：杠板归、苍耳草、茅莓各适量，煎水洗患处。

2. 头部湿疹，皮炎：杠板归烧灰调茶油涂抹患处；或鲜杠板归适量，捣汁擦患处。

3. 带状疱疹：鲜杠板归适量，捣汁，调雄黄末涂抹患处。

4. 丹毒：杠板归、土牛膝、丝瓜藤各 30 克，煎水洗患处。

5. 过敏性皮炎：杠板归、苍耳草、一见喜、千里光各适量，煎水洗患处。

6. 疖肿：鲜杠板归适量，食盐少许，捣烂敷患处。

7. 皮肤瘙痒症：杠板归、一枝黄花、花椒、地肤子各适量，煎水洗患处。

8. 黄水疮：杠板归适量，研末，加入少许冰片，研匀，调麻油涂患处，每日 2～3 次。

9. 脓疱疮：杠板归适量，烧灰存性，调茶油涂患处。

10. 疮疖红肿痒痛：鲜杠板归适量，煎水熏洗患处。

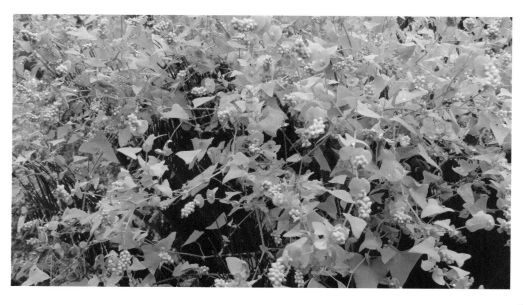

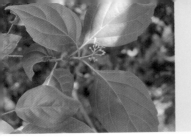

豆腐柴

来源: 为马鞭草科植物豆腐柴 *Premna microphylla* Turcz. 的叶。

【异　　名】腐婢、臭娘子、土常山、臭常山、凉粉叶、六月冻、观音柴、虮麻柴、糯米湖、豆腐木、凉粉柴、小青树。

【生长环境】生于山地、路边、灌丛、林缘、村庄附近，或栽培。

【采　　收】夏、秋季采收，鲜用或晒干。

【药　　性】味苦、微辛，性寒。

【功　　能】消肿解毒。

【用法用量】外用：适量，捣烂敷患处。

【民间验方】1. 急性毛囊炎：鲜豆腐柴叶适量，捣烂敷患处。

2. 疔疮：鲜豆腐柴叶、紫花地丁各适量，酌加蜂蜜，捣烂敷患处。

3. 无名肿毒：鲜豆腐柴叶适量，捣烂敷患处；或晒干研末，调蜂蜜敷患处。

4. 丹毒：鲜豆腐柴叶适量，煎水温洗患处（洗时避风）。

5. 湿疹：豆腐柴叶适量，煎水温洗患处，每日上、下午各 1 次。

6. 痈：鲜豆腐柴叶适量，红糖少许，捣烂敷患处。

7. 蜂螫伤：鲜豆腐柴叶适量，捣烂擦患处。

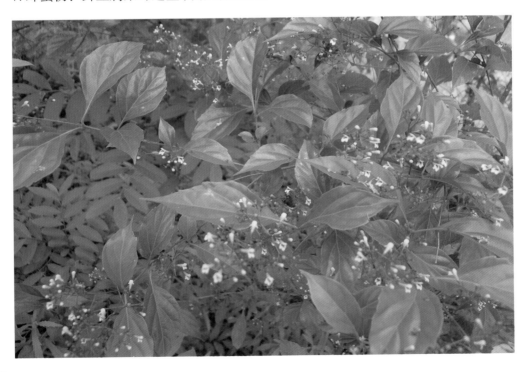

旱莲草

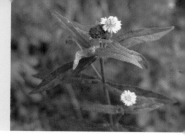

来源：为菊科植物鳢肠 *Eclipta prostrate* (L.) L. 的全草（旱莲草）。

【异　　名】墨旱莲、莲子草、旱莲子、白旱莲、旱莲蓬、莲草、墨斗草、墨菜、墨记菜、黑墨草、黑头草、水旱莲、墨汁草、节节乌、墨草、摘落乌。

【生长环境】生于田边、路旁、水边、湿草地及村庄周围阴湿处。

【采　　收】夏、秋季采收，鲜用或晒干。

【药　　性】味甘、酸，性凉。

【功　　能】解毒止痒，排脓消肿。

【用法用量】外用：适量，捣烂敷或煎水洗。

【民间验方】1.蛇头疔：鲜旱莲草、天胡荽各适量，红糖少许，捣烂敷患处，每日换药2～3次。

2.疔疮肿毒：鲜旱莲草、野菊花叶各适量，捣烂敷患处。

3.蜈蚣咬伤：鲜旱莲草适量，捣烂敷患处。

4.预防稻田性皮炎：鲜旱莲草适量，捣烂搽手脚，至皮肤略呈黑色，待干后即可下田劳动。下田前、后各用1次。

5.铁钉刺伤：鲜旱莲草适量，食盐少许，捣烂敷患处。

6.足癣：鲜旱莲草、辣蓼、显齿蛇葡萄叶各适量，水煎熏洗患处。

7.赘疣：鲜旱莲草适量，捣烂涂擦患处。

8.痈疽肿毒：鲜旱莲草、半边莲各适量，食盐少许，捣烂敷患处。

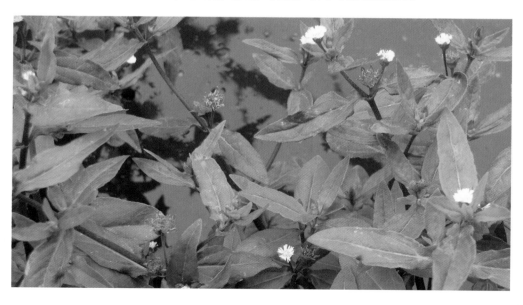

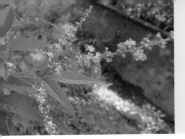

牡荆

来源：为马鞭草科植物牡荆 *Vitex negundo* L.var. *cannabifolia* (Sieb.et Zucc.)Hand.–Mazz. 的叶。

【异　　名】荆、蚊香草、铺香、午时草、五指柑、蚊子柴、黄荆条、荆条棵、黄荆柴、黄江柴。

【生长环境】生于山坡、路旁、溪沟边、灌丛中及村庄周围。

【采　　收】夏、秋季采，鲜用或晒干。

【药　　性】味辛、微苦，性微温。

【功　　能】消肿解毒，杀虫止痒。

【用法用量】外用：适量，捣烂敷或煎水洗。

【民间验方】1.足癣：鲜牡荆叶、桃叶、辣蓼各适量，煎水洗患处；或鲜牡荆叶适量，捣烂夹在趾缝中。

2.蛇头疔：鲜牡荆叶适量，红肿者加食盐少许，已发脓者酌加红糖，捣烂敷患处。

3.漆疮：鲜牡荆茎叶适量，酌加食盐，煎水熏洗患处，日2次。

4.皮肤瘙痒症：鲜牡荆叶、艾叶、一枝黄花各适量，煎水洗患处。

5.接触性皮炎：牡荆叶、茶树根、油桐树根各适量，煎水洗患处。

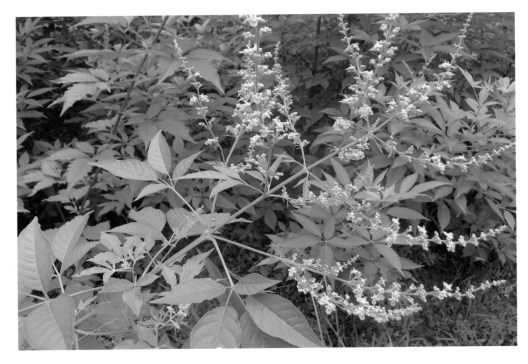

何首乌

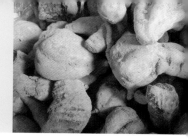

来源：为蓼科植物何首乌 *Polygonum multiflorum* Thunb. 的块根（何首乌）及叶。

【异　　名】首乌、地精、红内消、山精、夜交藤根、赤首乌、山首乌、田猪头、铁秤砣。

【生长环境】生于田边、路旁、墙角、村庄周围、山野石隙中，或栽培。

【采　　收】块根全年可采，秋季最佳，鲜用或晒干；叶夏、秋季采收，多鲜用。

【药　　性】生何首乌味苦、涩，性微温；叶味微苦、涩，性平。

【功　　能】生何首乌解疮毒；叶解毒消肿，杀虫止痒。

【用法用量】外用：适量，鲜根茎磨水涂，或鲜叶捣烂敷。

【民间验方】1.无名肿毒：鲜何首乌适量，磨米泔水涂患处。

2.皮肤瘙痒症：何首乌叶、艾叶、土荆芥各适量，煎水沐浴。

3.疔疖：鲜何首乌叶适量，嚼烂敷患处。

4.一般痈疽肿痛：生何首乌磨醋涂敷患处，或鲜何首乌叶捣烂敷之。

5.风疮疥癣作痒：何首乌叶适量，煎水沐浴。

6.慢性溃疡：鲜何首乌叶适量，揉软贴患处，每日换药 1 次。

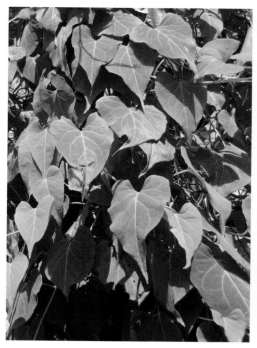

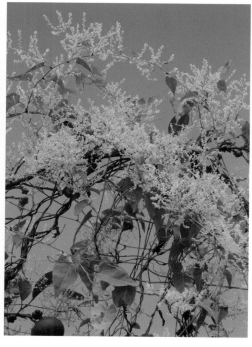

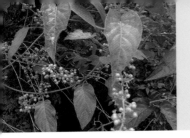

鸡矢藤

来源：为茜草科植物鸡矢藤 *Paederia foetida* Linn. [*P.scandens* (Lour.)Merr.] 的全草。

【异　　名】鸡屎藤、猪屎藤、臭藤、香藤、五香藤、狗屁藤、臭屎藤、臭屁藤、鸡屙藤、雀儿藤、解暑藤、清风藤。

【生长环境】生于山坡、林缘、河边、篱笆旁、灌丛中。

【采　　收】夏、秋季采收，鲜用或晒干。

【药　　性】味甘、微苦，性平。

【功　　能】活血止痛，解毒消肿。

【用法用量】内服：15～30克，水煎服；外用：适量，捣烂敷。

【民间验方】1.痈：鲜鸡屎藤60～90克，水煎，酌加黄酒兑服；另取鲜鸡屎藤叶适量，捣烂敷患处。

2.疗疮疖肿：鲜鸡屎藤嫩叶、紫花地丁各适量，捣烂敷患处。

3.神经性皮炎：鲜鸡屎藤嫩叶适量，捣烂擦患处，每次5分钟，日2～3次。

4.虫咬皮炎：鲜鸡屎藤叶适量，雄黄末少许，捣烂，涂敷患处。

5.带状疱疹：鲜鸡屎藤茎叶适量，捣烂擦患处。

6.无名肿毒：鲜鸡屎藤叶适量，捣烂敷患处。

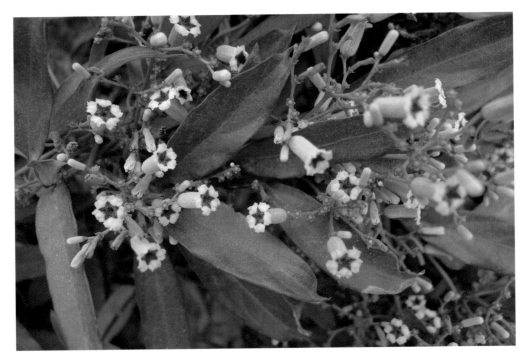

苦参

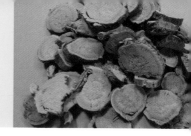

来源：为豆科植物苦参 *Sophora flavescens* Ait. 的根（苦参）。

【异　　名】苦骨、川参、牛参、地骨、地参、野槐根、山槐根。

【生长环境】生于山坡、灌丛、路旁向阳处。

【采　　收】全年可采，鲜用或晒干。

【药　　性】味苦，性寒。

【功　　能】清热燥湿，杀虫止痒。

【用法用量】外用：适量，煎水熏洗，或浸酒搽。

【民间验方】1.痒疹：苦参、枫杨叶、千里光、一枝黄花各适量，煎水熏洗患处。

2.妇女外阴瘙痒：苦参30克，蛇床子15克，花椒6克，煎水熏洗患处，每日2次。

3.顽固性湿疹：苦参、蛇床子、苍耳子各30克，花椒、雄黄、明矾各3克，水煎去渣，取药液湿敷于患处。

4.阴囊湿疹：苦参适量，煎水熏洗患处。

5.皮肤瘙痒症：苦参、蛇床子、一枝黄花各适量，煎水洗局部。

6.念珠菌性包皮龟头炎：苦参、凤尾草、白鲜皮、地肤子、蛇床子、猪苓、野菊花各15克，煎水熏洗患处。

7.疥疮：苦参30克，蛇床子、长叶冻绿根各15克，明矾6克，煎水洗患处。

8.夏季皮炎：苦参、地肤子、白花蛇舌草、鱼腥草各30克，煎水洗患处。

9.头虱：鲜苦参根皮适量，捣极烂，敷头部。

10.头癣：苦参30克，樟脑粉1克，浸烧酒100毫升，7日后取药液涂局部。

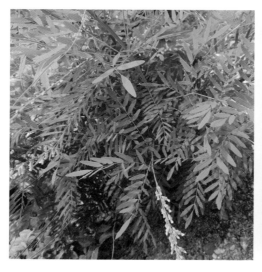

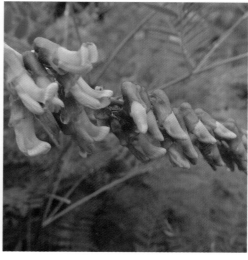

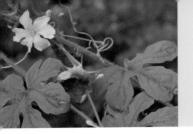

苦瓜叶

来源：为葫芦科植物苦瓜 *Momordica charantia* L. 的叶。

【生长环境】多为栽培。

【采　　收】夏、秋季采，鲜用或晒干。

【药　　性】味苦，性寒。

【功　　能】清热解毒，杀虫止痒。

【用法用量】外用：适量，捣烂敷或煎水洗。

【民间验方】1.痱子：鲜苦瓜叶适量，揉烂，频搽患处或煎水洗患处。

2.痤疮：苦瓜叶适量，煎水洗患处。

3.带状疱疹：苦瓜叶适量，烧灰存性，调茶油涂患处。

4.蛇虫咬伤，无名肿毒，甲沟炎，疔疮疖肿：鲜苦瓜叶适量，捣烂敷患处。

5.脓疱疮：鲜苦瓜叶适量，捣汁，调六一散涂抹患处。

6.皮肤瘙痒症：鲜苦瓜叶适量，揉烂，外搽患处。

7.头面丹毒：鲜苦瓜茎叶适量，捣汁频涂患处。

8.热毒疮肿：鲜苦瓜叶适量，捣汁涂抹患处。

9.湿疹：鲜苦瓜叶、马齿苋各适量，煎水洗患处。

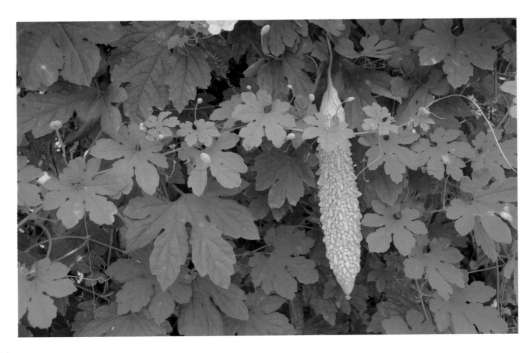

茅莓

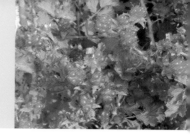

来源：为蔷薇科植物茅莓 *Rubus parvifolius* L. 的根及全草。

【异　　名】薅田藨、蛇泡筋、三月泡、红梅消、薅秧泡、牙鹰筋、虎波草、天青地白、五月藨刺、草杨梅、仙人搭桥。

【生长环境】生于山坡、路旁、荒野、田埂或灌木丛中。

【采　　收】全年可采，鲜用或晒干。

【药　　性】味苦、甘，性凉。

【功　　能】清热解毒，杀虫止痒。

【用法用量】内服：15～30克，水煎服，外用：适量，捣烂敷患处。

【民间验方】1.过敏性皮炎：茅莓根、一枝黄花各适量，水煎，加入少许明矾洗患处。

2.皮肤瘙痒症，疮疖：茅莓根60克，猪瘦肉适量，水煎，分3次饭前服；另取鲜茅莓全草适量，煎水洗患处。

3.蛇头疔：鲜茅莓叶适量，食盐少许，捣烂敷患处。

4.湿疹：茅莓茎叶、一枝黄花各适量，煎水熏洗患处。

5.带状疱疹：鲜茅莓全草60克，酒糟适量，捣烂敷患处。

6.汗斑：鲜茅莓叶适量，捣汁，加入明矾3～5克，调匀，取药液涂患处，每日2～3次；或茅莓茎叶烧灰，调茶油涂患处。

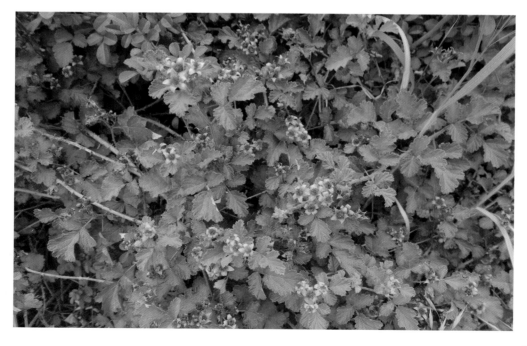

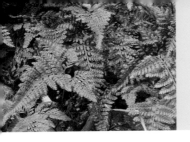

圆盖阴石蕨

来源：为骨碎补科植物圆盖阴石蕨 *Davallia griffithiana* Hook.[*Humata tyermanni* Moore] 的根茎。

【异　　名】草石蚕、石蚕、石奇蛇、石祁蛇、石伸筋、石岩蚕、白毛骨碎补、阴石蕨、阴地蕨、白毛阴石蕨、白花石蚕、毛石蚕。

【生长环境】多附生于树干或岩石上。

【采　　收】全年均可采收，鲜用或晒干。

【药　　性】味微苦，性凉。

【功　　能】清热解毒。

【用法用量】外用：适量，捣烂敷。

【民间验方】1.带状疱疹：鲜阴石蕨根茎适量，捣烂绞汁，调雄黄末少许，外涂患处。

2.疔疮，痈疽，疖肿：鲜阴石蕨根茎适量，捣烂敷患处。

3.脓疱疮：鲜阴石蕨根茎适量，捣烂敷患处。

4.疱疹：阴石蕨叶适量，烧灰存性，酌加凡士林调匀敷患处。

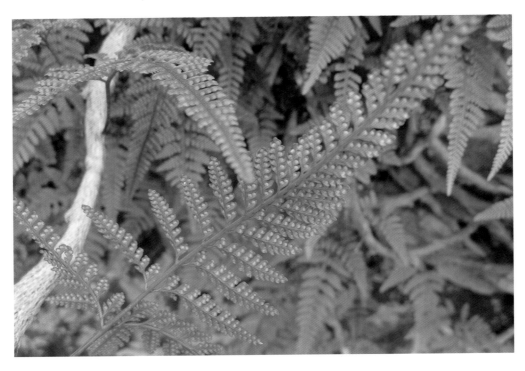

枫杨

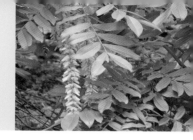

来源: 为胡桃科植物枫杨 *Pterocarya stenoptera* C.DC. 的叶。

【异　　名】枫杨叶、柳树叶、麻柳叶、槐柳叶、溪柳叶、枫柳叶。

【生长环境】生于溪涧河滩、路旁、村庄周围。

【采　　收】夏、秋季采收,鲜用或晒干。

【药　　性】味辛、苦,性温。有毒。

【功　　能】祛风止痒,杀虫解毒。

【用法用量】外用:适量,捣烂敷或煎水洗。

【使用注意】本品有毒,不宜内服。

【民间验方】1.手足癣:鲜枫杨叶适量,捣烂,酌加 75% 乙醇或醋浸泡 7 天,过滤去渣,取药液涂患处,日 2～3 次。

2.疥癣:鲜枫杨叶适量,食盐少许,捣烂敷患处。

3.寻常疣:鲜枫杨叶适量,捣烂擦疣体,日 1～2 次。

4.足癣:鲜枫杨叶适量,捣烂擦患处。

5.皮肤瘙痒症:枫杨叶、杠板归、辣蓼各适量,煎水洗患处。

6.体癣:鲜枫杨叶适量,捣烂浸醋 1～2 天,取药液涂患处,日 3 次。

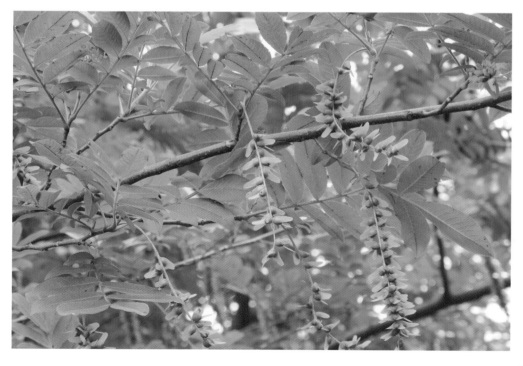

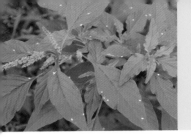

刺苋

来源：为苋科植物刺苋 *Amaranthus spinosus* L. 的全草或根。

【异　　名】野苋菜、野刺苋、刺苋菜、簕苋菜、野苋、野勒苋、酸酸苋、刺刺草、土苋菜。

【生长环境】生于荒地、路边、村旁或园圃地。

【采　　收】夏、秋季采收，鲜用或晒干。

【药　　性】味甘，性微寒。

【功　　能】解毒消肿，杀虫止痒。

【用法用量】外用：适量，捣敷，或煎水熏洗。

【民间验方】1.皮肤瘙痒症：刺苋、苍耳草、大叶桉叶、乌桕叶各适量，水浓煎熏洗患处；另取鲜石仙桃15克，生地9克，猪瘦肉适量，水煎服。

2.湿疹：刺苋适量，水煎，加食盐少许，洗患处。

3.对口疮：鲜刺苋叶适量，蜂蜜少许，捣烂敷患处，日2次。

4.痈疽疮疖：鲜刺苋叶适量，红糖或蜂蜜少许，捣烂敷患处，日2次。

5.足癣：刺苋500克，白芷、硫黄各9克，食盐少许，煎水洗患处。

6.无名肿毒：鲜刺苋适量，蜂蜜少许，捣烂敷患处。

7.小腿溃疡：鲜刺苋适量，捣烂，加生桐油少许调匀敷患处。

8.蛇头疔：鲜刺苋叶适量，蜂蜜少许，捣烂敷患处。

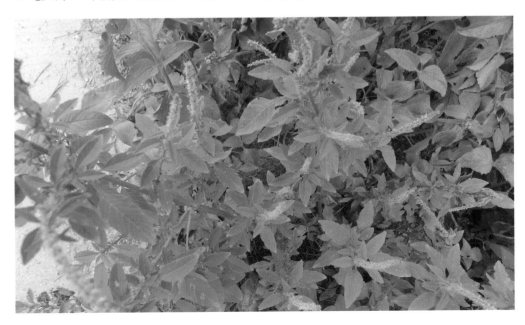

虎杖

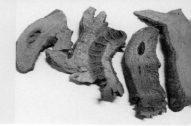

来源：为蓼科植物虎杖 *Polygonum cuspidatum* Sieb.et Zucc. 的根茎及根。

【异　　名】大虫杖、苦杖、酸杖、斑杖、苦杖根、酸桶笋、斑庄根、酸杆、蛇总管、大活血、酸汤杆、红贯脚、阴阳莲、大叶蛇总管、土大黄、活血龙。

【生长环境】生于山谷、溪沟边、山坡、路旁、田埂边、村庄周围，或栽培。

【采　　收】全年均可采挖，鲜用或晒干。

【药　　性】味苦、酸，性微寒。

【功　　能】活血散瘀，清热解毒。

【用法用量】外用：适量，研末调敷，或捣汁敷。

【民间验方】1.烧烫伤：虎杖粉、草鱼胆汁、麻油各适量，调匀涂患处；或虎杖、地榆各等量，研成细末，以老茶油调之，外涂患处。

2.外伤感染：虎杖适量，研成细末，先在患处表面涂一层茶油，再撒上药末。

3.带状疱疹：虎杖适量，雄黄少许，研末，用浓茶水调至稀糊状涂敷患处。

4.痈疽肿毒：鲜虎杖、七叶一枝花各适量，捣烂敷患处。

5.对口痈（生在哑门穴附近）：虎杖适量，研末，调茶油呈糊状，敷患处，日2次。

6.疖肿：鲜虎杖适量，捣烂敷患处。

7.湿疹：虎杖100克，研末，再加入枯矾2克研匀，调麻油涂患处，日2～3次。

8.婴儿湿疹：虎杖、松花粉各等量，研末撒患处，或调麻油涂患处。

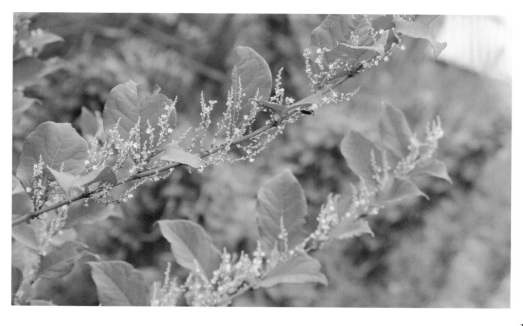

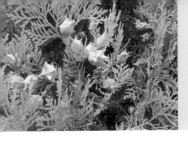

侧柏

来源：本品为柏科植物侧柏 *Platycladus orientalis* (L.) Franco 的枝梢及叶（侧柏叶）。

【异　　名】柏叶、侧柏叶、扁柏、香柏、黄柏、线柏。

【生长环境】多栽培于庭园，或作行道树。

【采　　收】全年均可采收，以夏、秋季采为佳。剪下带叶枝梢，除去粗梗，鲜用或阴干。

【药　　性】味苦、涩，性微寒。

【功　　能】解毒消肿，生发。

【用法用量】外用：适量，捣烂敷或煎水洗。

【民间验方】1.秃发：鲜侧柏枝叶35克，切碎，浸泡于60%～75%乙醇100毫升中，7天后取滤液涂擦患处，日3～4次，1～3个月为1个疗程。

2.痈肿疮疖：鲜侧柏叶、糯米饭各适量，捣烂敷患处；或侧柏叶、蔓茎堇菜各适量，冰糖少许，研末，与糯米饭共捣匀敷患处。

3.带状疱疹：鲜侧柏叶适量，捣烂取汁涂搽患处，日数次。

4.无名肿毒：鲜侧柏叶适量，酌加鸡蛋清，捣烂敷患处。

5.漆疮，皮炎：鲜侧柏叶、鲜杉皮各适量，煎水熏洗患处。

6.丹毒：侧柏叶30克，露蜂房10～15克，明矾15克，共研细末，调鸡蛋清敷患处，每日换药1次。

7.痈肿初起：鲜侧柏叶适量，鲜鸡蛋清、食盐少许，捣烂敷患处。

8.冻疮：鲜侧柏叶适量，捣汁频涂患处。

9.蜂窝织炎：鲜侧柏叶适量，冷饭少许，捣烂敷患处。

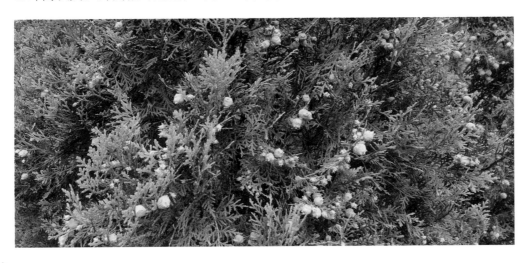

金钱松

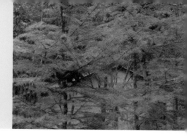

来源：为松科植物金钱松 *Pseudolarix amabilis* (Nelson) Rehd. 的根皮及近根树皮（土槿皮）。

【异　　名】土荆皮、土槿皮、荆树皮、金线松皮。

【生长环境】生于山地针、阔叶树混交林中，多为栽培。

【采　　收】全年均可采挖，以春、秋季为佳，剥取根皮，除去外粗皮，鲜用或晒干。

【药　　性】味辛、苦，性温，有毒。

【功　　能】杀虫止痒。

【用法用量】外用：适量，浸酒涂擦，或研末调敷，或煎水洗。

【民间验方】1. 癣疮，神经性皮炎：土槿皮 30 克，白酒 60 克，浸泡 1 周，取药液涂擦患处。

2. 湿疹瘙痒：土槿皮、苦楝皮、百部各适量，煎水洗患处。

3. 阴囊湿疹：土槿皮、一枝黄花各适量，煎水洗患处。

4. 神经性皮炎：土槿皮、枫杨叶、羊蹄各适量，煎水洗患处。

5. 干癣：土槿皮 15 克，樟脑 3 克，白酒 60 克，浸 3 天后取液搽患处。

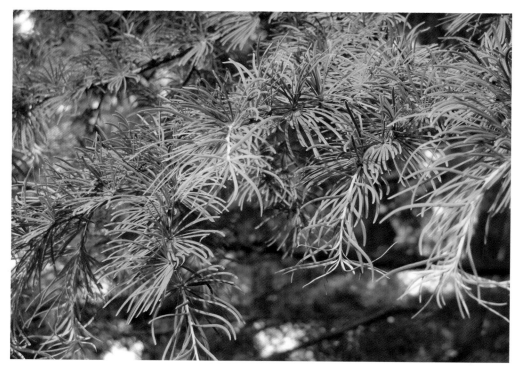

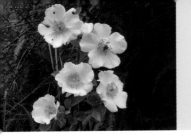

金樱叶

来源：为蔷薇科植物金樱子 *Rosa laevigata* Michx 的叶。

【异　　名】塘莺蕗、糖罐叶、金罂子叶。

【生长环境】生于向阳的山野、田边、山坡灌丛中。

【采　　收】全年可采，鲜用或晒干。

【药　　性】味苦，性凉。

【功　　能】消肿解毒。

【用法用量】外用：适量，捣烂敷或煎水洗。

【民间验方】1.带状疱疹：鲜老金樱叶适量，用老茶油炒酥，捣烂或研粉敷患处。

2.疮疡肿痛：鲜金樱叶、杠板归各适量，食盐少许，捣烂敷患处。

3.烫伤：金樱叶晒干研末，与老茶油调匀频涂患处。

4.疔疮：鲜金樱叶、野菊花各适量，酌加冷饭，捣烂敷患处。

5.溃疡久不愈合：鲜金樱叶适量，捣烂敷患处。

6.疖毒初起：鲜金樱叶、榔榆叶各等量，捣烂敷患处。

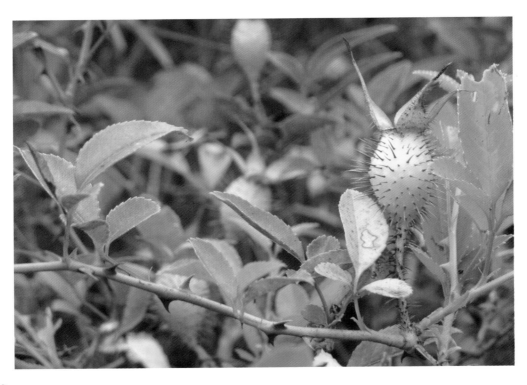

鱼腥草

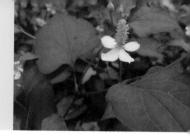

来源：为三白草科植物蕺菜 *Houttuynia cordata* Thunb. 的带根全草。

【异　　名】蕺、蕺菜、紫背鱼腥草、紫蕺、蕺子、侧耳根、折耳根、九节莲、狗贴耳、吉茶、吉朝。

【生长环境】生于田边、路旁、溪沟边、山谷阴湿处，或栽培。

【采　　收】夏、秋季采收，鲜用或晒干。

【药　　性】味辛，性寒。

【功　　能】清热解毒，消痈排脓。

【用法用量】内服：15～30克，水煎服，不宜久煎。外用：适量，捣烂敷，或煎水洗。

【民间验方】1. 痤疮：鱼腥草适量，水煎代茶服；另取鲜鱼腥草适量，捣汁频涂患处。

2. 痈肿疮疖：鲜鱼腥草适量，食盐或蜂蜜少许，捣烂敷患处。

3. 无名肿痛：鲜鱼腥草根、车前草叶各适量，白曲、红糖各少许，捣烂敷患处。

4. 疮疖肿毒：鲜鱼腥草适量，煎水熏洗或捣烂敷患处。

5. 疮疖红肿热痛：鲜鱼腥草、一点红各适量，捣烂敷患处。

6. 多发性毛囊炎：鲜鱼腥草叶适量，食盐少许，捣烂敷患处，药干即换。

7. 手癣：鲜鱼腥草叶、葱各等量，捣烂，置手中反复搓揉，每次10～15分钟，每日搓2～3次。

8. 疥癣：鲜鱼腥草适量，捣烂敷患处。

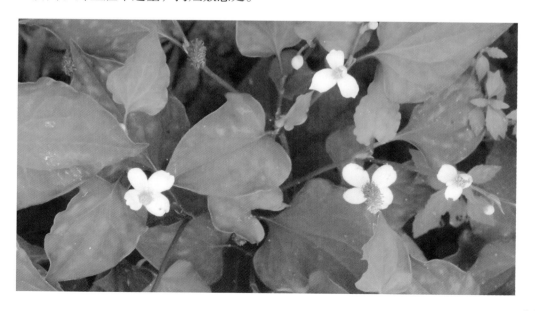

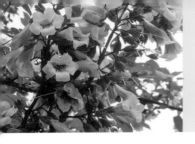

泡桐

来源：为玄参科植物白花泡桐 *Paulownia fortune* (Seem.)
Hemsl. 的叶、花。

【异　　名】白桐、椅桐、黄桐、白花桐、花桐、泡树。

【生长环境】生于山坡、林中、山谷、荒野，或栽培。

【采　　收】叶夏、秋季采，花春季开花采，鲜用或晒干。

【药　　性】味苦，性寒。

【功　　能】解毒消肿，杀虫止痒。

【用法用量】外用：适量，捣烂敷或煎水洗。

【民间验方】1. 湿疹：泡桐花、一枝黄花、马齿苋各适量，煎水洗患处。

2. 痈疽肿痛：鲜泡桐花或叶、木芙蓉花或叶、七叶一枝花各适量，捣烂敷患处。

3. 无名肿痛：鲜泡桐花、野菊花、连钱草各适量，捣烂敷患处。

4. 癣：鲜泡桐花适量，捣烂涂擦患处，日数次。

5. 疔疮疖肿：鲜泡桐花、野菊花各适量，冷饭粒少许，捣烂敷患处。

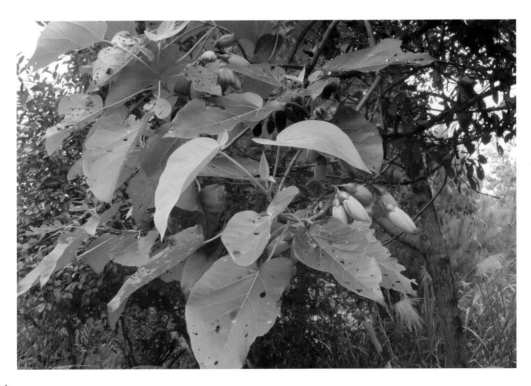

荚蒾

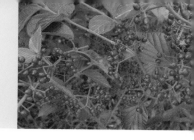

来源：为忍冬科植物荚蒾 *Viburnum dilatatum* Thunb. 的叶。

【异　　名】糯米树、酸汤杆、苦哉子、苦茶子。

【生长环境】生于向阳山坡、路旁、灌丛、沟谷林缘或林下。

【采　　收】夏、秋季采，鲜用或晒干。

【药　　性】味甘、微苦，性平。

【功　　能】清热解毒，杀虫止痒。

【用法用量】外用：适量，捣烂敷或煎水洗。

【民间验方】1. 过敏性皮炎：鲜荚蒾叶适量，煎水温洗患处。

2. 接触性皮炎：鲜荚蒾叶适量，食盐少许，捣烂涂擦或煎水洗患处。

3. 湿疹：荚蒾叶、马齿苋、一枝黄花各适量，煎水洗患处。

4. 疔疮疖肿：鲜荚蒾叶适量，捣烂敷患处。

5. 足癣：鲜荚蒾叶、一枝黄花叶各适量，捣汁涂患处。

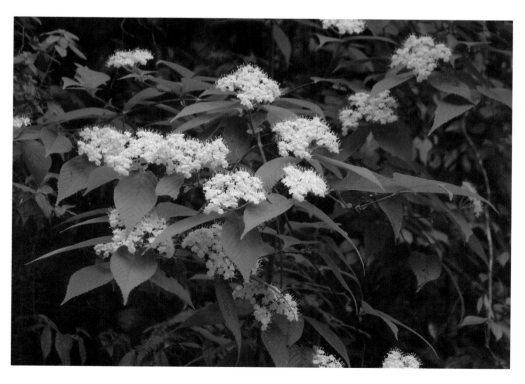

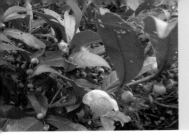

茶叶

来源：为山茶科植物茶 *Camellia sinensis* (L.)O.Ktze 的叶。

【异　　名】茗、苦茶、苦檟、蔎、腊茶、茶芽、细茶。

【生长环境】多培。

【采　　收】全年均可采摘，多鲜用；或清明前后采摘，经多道工序加工制成茶叶。

【药　　性】味苦、甘，性凉。

【功　　能】收敛止痒，解毒消肿。

【用法用量】外用：适量，捣烂敷或煎水洗。

【民间验方】1.肿毒：鲜茶叶适量，捣烂敷患处。

2.疣：鲜茶叶、食盐各适量，加水煮沸，待水稍冷，将患处置茶叶水中，用茶叶搓洗，直至患处少许血出为止，每日 1 次。

3.带状疱疹：青老茶叶适量，酌加食盐，水煎，趁热擦患处，日数次。

4.脚趾缝湿烂：茶叶嚼烂敷之，或研细末调敷患处。

5.稻田性皮炎：老茶叶、明矾各 60 克，加水 500 毫升浸泡片刻后煎煮。在下田前后浸泡手脚，任其自行干燥。忌用肥皂洗涤。本方既可用于治疗，亦可用于预防。

6.接触木荷树内皮引起的红肿发痒：取冷茶叶水反复洗涤。

7.疗疮初起：鲜茶叶适量，捣烂，酌加白酒调匀敷患处。

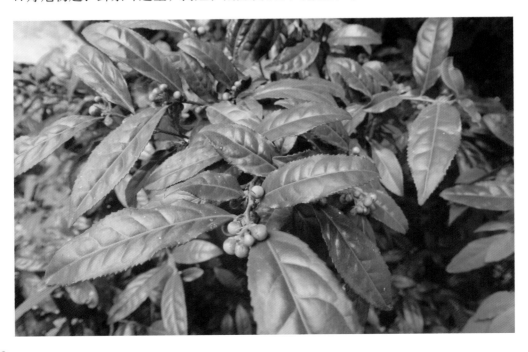

茶子饼

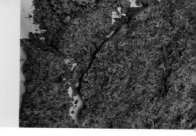

来源：为山茶科植物油茶 *Camellia oleifera* Abel. 的种子榨取脂肪油后的渣滓。

【异　　名】茶籽饼、茶饼、茶枯、枯饼、茶麸、茶子麸、茶油麸。

【药　　性】味辛、苦、涩，性平，有小毒。

【功　　能】燥湿解毒，杀虫止痒。

【用法用量】外用：适量，水煎洗或捣烂敷。

【民间验方】1.对口疮：茶饼、猪瘦肉各适量，捣烂敷患处。

2.手足癣：茶饼、鲜牡荆叶、马尾松叶各等量，煎水熏洗患处。

3.湿疹：茶饼适量，捣碎，冲入开水洗患处。

4.皮肤瘙痒症，水田性皮炎：茶饼适量，捣碎，煎水洗患处。

5.头皮屑：茶饼适量，捣碎，水煎，取上清液洗头。

6.多发性脓肿尚未化脓：茶饼、鲜芦荟各适量，用米泔水煎汤，待冷洗患处；另取鲜半边莲、天胡荽各适量，饭粒少许，捣烂敷患处。

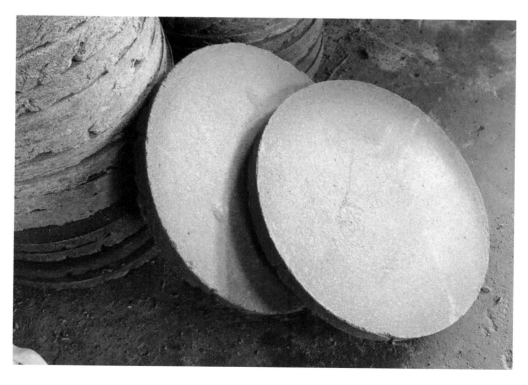

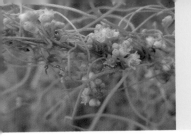

南方菟丝子

来源：为旋花科植物南方菟丝子 *Cuscuta australis* R.Br. 的全草、种子（菟丝子）。

【异　　名】菟丝子、吐丝子、无根藤。

【生长环境】多寄生在路旁、田边的草本植物或小灌木上。

【采　　收】全草夏、秋季采收，鲜用或晒干；种子于8～10月份采收，晒干，打出种子，筛去果壳、杂质。

【药　　性】全草味苦、甘，性平。种子味辛、甘，性平。

【功　　能】清热利湿，解毒消肿。

【用法用量】外用：适量，捣烂敷或煎水洗。

【民间验方】1.粉刺：鲜南方菟丝子全草适量，捣汁涂患处。

2.带状疱疹：菟丝子研末，调麻油涂患处，每日2次。

3.痈肿：鲜南方菟丝子全草适量，捣烂敷患处。

4.白癜风：菟丝子9克，浸入95%乙醇60克内，2～3天后取汁，外涂，每日2～3次。

5.痱子：鲜南方菟丝子全草、空心菜各适量，鲜白玉兰花数朵，煎水洗患处。

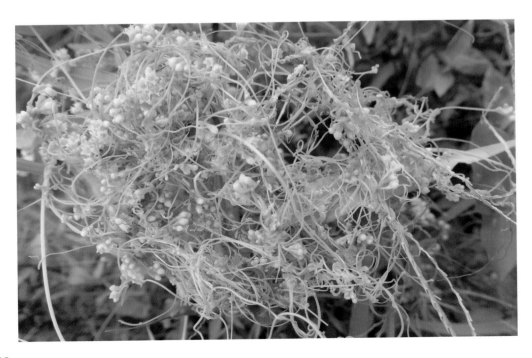

鬼针草

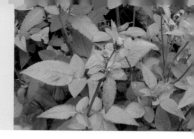

来源：为菊科植物鬼针草 *Bidens plosa* L. 的全草。

【异　　名】三叶鬼针草、盲肠草、婆婆针、豆渣草、一包针、三叶婆婆针、一把针、粘身草、细毛鬼针草。

【生长环境】生于荒野、路旁、田边、村庄周围。

【采　　收】夏、秋季采收，鲜用或晒干。

【药　　性】味苦、辛、甘，性凉。

【功　　能】清热解毒，散瘀消肿。

【用法用量】内服：15～30克，水煎服。外用：适量，煎水洗或捣烂敷。

【使用注意】孕妇忌服。

【民间验方】1.皮肤瘙痒症：鲜鬼针草、辣蓼、艾叶各适量，酌加食盐，煎水洗患处。

2.血热型皮疹：鬼针草适量，煎水沐浴；另取鬼针草30克，水煎服。

3.皮肤湿毒瘙痒：鲜鬼针草、了哥王茎叶各适量，酌加食盐，煎水洗患处。

4.疮疖肿毒：鲜鬼针草、一点红各适量，捣烂敷患处。

5.气性坏疽：鲜鬼针草适量，煎水熏洗患处。

6.蛇虫咬伤：鲜鬼针草30～60克，水煎服，渣敷患处。

7.毛虫皮炎：鲜鬼针草、白花蛇舌草、酢浆草各适量，捣汁频涂患处。

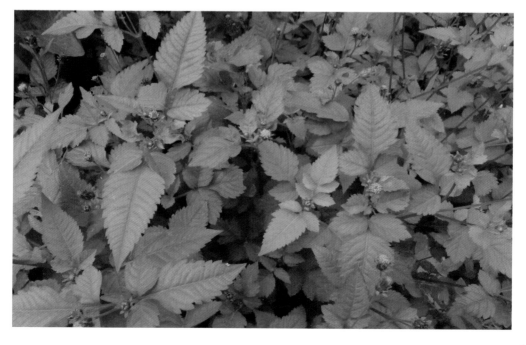

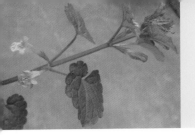

活血丹

来源：为唇形科植物活血丹 *Glechoma longituba* (Nakai) Kupr. 的全草。

【异　　名】连钱草、肺风草、遍地金钱、金钱草、透骨消、透骨风、透骨草、金钱薄荷、穿藤薄荷、连钱薄荷、十八缺草、江苏金钱草、对叶金钱草、大叶金钱草、破铜钱、钻地风。

【生长环境】生于沟边、菜园、路旁、溪沟边、田野、村庄周围。

【采　　收】夏、秋季采收，鲜用或晒干。

【药　　性】味微苦、辛，性凉。

【功　　能】清热解毒，散瘀消肿。

【用法用量】外用：适量，捣烂敷或煎水洗。

【民间验方】1. 无名肿毒：鲜连钱草适量，擂米泔水涂敷患处，干则换药。

2. 痈疽肿毒，疮疖：鲜连钱草适量，捣烂敷患处。

3. 丹毒：鲜连钱草适量，捣烂，酌加黄酒，炒热敷患处。

4. 皮肤瘙痒症：鲜连钱草、辣蓼叶各适量，捣烂擦患处。

5. 湿疹：连钱草、马齿苋、葎草各适量，煎水洗患处。

6. 疮疥：鲜连钱草适量，捣汁，酌加白酒调匀涂患处。

7. 痈肿：鲜连钱草、马齿苋各适量，煎水熏洗患处。

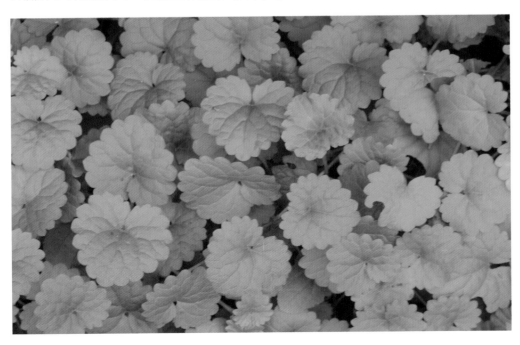

绞股蓝

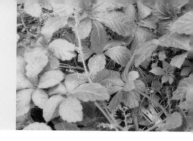

来源：为葫芦科植物绞股蓝 *Gynostemma pentaphyllum* (Thunb.) Makino 的全草。

【异　　名】七叶胆、小苦药、野苦瓜、南方人参。

【生长环境】生于山坡疏林、灌丛、路旁草丛、沟边较阴湿处，或栽培。

【采　　收】全年均可采收，鲜用或晒干。

【药　　性】味苦、微甘，性凉。

【功　　能】清热解毒，杀虫止痒。

【用法用量】外用：适量，捣烂敷或煎水洗。

【民间验方】1. 皮肤瘙痒症：绞股蓝、杠板归、一枝黄花各适量，煎水洗患处。

2. 无名肿毒：鲜绞股蓝适量，蜂蜜少许，捣烂敷患处。

3. 带状疱疹：鲜绞股蓝适量，煎水熏洗患处。

4. 手癣：鲜绞股蓝适量，置双手掌中反复搓揉，每日 3～5 次。

5. 疔疖：鲜绞股蓝叶、野菊花各适量，冷饭少许，捣烂敷患处。

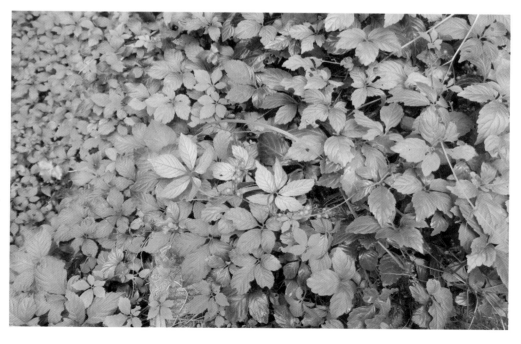

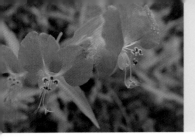

鸭跖草

来源：为鸭跖草科植物鸭跖草 *Commelina communis* L. 的全草。

【异　　名】鸡舌草、竹叶草、鸭脚草、地地藕、竹鸡草、竹叶菜、水竹子、露草、竹叶兰、竹根菜、鹅儿菜、兰花草、鸡冠菜、鸭仔草。

【生长环境】生于田边、水沟边、路旁、山坡阴湿地。

【采　　收】夏、秋季采收，鲜用或晒干。

【药　　性】味甘、淡、微苦，性寒。

【功　　能】解毒消肿。

【用法用量】内服：15～30克，水煎服。外用：适量，煎水洗或捣烂敷。

【民间验方】1. 小儿丹毒：鲜鸭跖草 10～15 克，水煎服；另取鲜鸭跖草适量，捣烂敷患处。

2. 带状疱疹：鲜鸭跖草、蛇莓各适量，捣汁，调雄黄末涂患处。

3. 痈疽肿毒：鲜鸭跖草、千里光叶各适量，酌加饭粒，捣烂敷患处。

4. 疔毒肿痛：鲜鸭跖草、紫花地丁、一点红各适量，酌加蜂蜜，捣烂敷患处。

5. 丹毒：鲜鸭跖草叶 50 片，置 500 克食醋中，浸泡 1 天，取出敷患处，每日换药 4～6 次。

6. 疔疮痈肿：鲜鸭跖草适量，捣烂敷患处。

7. 甲沟炎：鲜鸭跖草适量，雄黄末少许，捣烂敷患处。

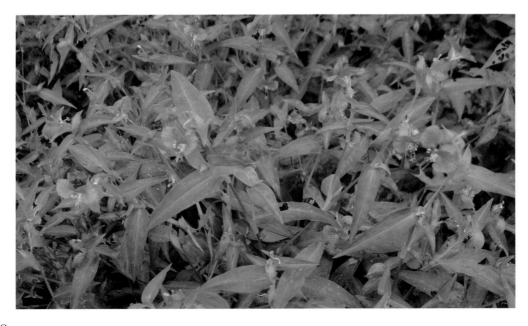

积雪草

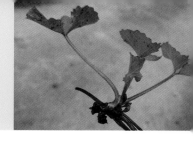

来源：为伞形科植物积雪草 *Centella asiatica* (L.) Urban 的全草。

【异　　名】连钱草、地钱草、马蹄草、崩口碗、崩大碗、落得打、大马蹄草、马脚迹、蚶壳草、乞食碗、铜钱草、破铜钱草、老鸭碗、半边碗、雷公碗、乞丐婆碗。

【生长环境】生于山坡、阴湿荒地、路旁、田埂、沟边或房前屋后。

【采　　收】全年可采，鲜用或晒干。

【药　　性】味辛、微苦，性寒。

【功　　能】清热解毒，活血消肿。

【用法用量】外用：适量，捣烂敷或煎水洗。

【民间验方】1.疔疮：鲜积雪草、紫花地丁、半边莲各等量，擂米泔水敷患处。

2.痈疽，丹毒，臁疮：鲜积雪草适量，捣烂敷患处。

3.无名肿毒：鲜积雪草、半边莲各等量，捣烂敷患处。

4.手足皮肤感染溃疡：鲜积雪草适量，煎水洗患处。

5.疖：鲜积雪草适量，食盐少许，捣烂敷患处。

6.臀红（尿布疹）：积雪草适量，煎水洗患处。

7.溃疡红肿不退：鲜积雪草、天胡荽、半边莲各等量，捣烂敷患处，每日换药1～2次。

8.痈：鲜积雪草、一点红叶各适量，冷饭少许，捣烂敷患处。

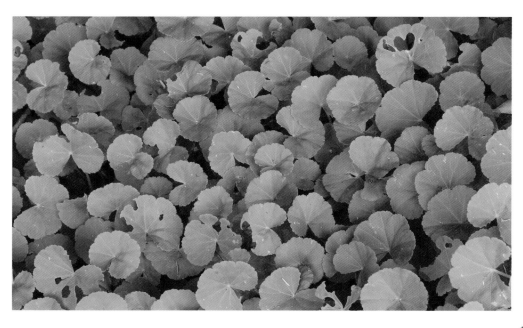

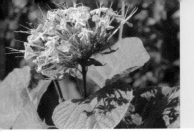

臭牡丹

来源：为马鞭草科植物臭牡丹 *Clerodendrum bungei* Sterd. 的叶。

【异　　名】臭八宝、矮童子、臭珠桐、矮桐、臭树、臭芙蓉、臭梧桐、逢仙草、臭枫、臭枫根、臭黄根、臭草。

【生长环境】生于路旁、沟边、田边、荒野、村庄周围。

【采　　收】夏、秋季采，鲜用或晒干。

【药　　性】味辛、苦，性平。

【功　　能】消肿解毒，活血散瘀。

【用法用量】外用：适量，捣烂敷或煎水洗。

【民间验方】1. 小腿下部慢性溃疡（臁疮）：鲜臭牡丹叶用银针密刺细孔，置沸米汤中烫软后贴患处，每日换药 3~4 次。

2. 疔疮疖肿：鲜臭牡丹叶、紫花地丁、野菊花各适量，捣烂敷患处。

3. 漆疮：鲜臭牡丹叶、盐肤木叶各适量，水煎熏洗患处；另取鲜臭牡丹叶适量，食盐少许，捣烂敷患处。

4. 痈疽肿毒：鲜臭牡丹叶、一点红、鱼腥草各适量，捣烂敷患处。

5. 痈疽疮疡溃烂：鲜臭牡丹叶适量，酸饭粒、食盐各少许，捣烂敷患处；或取鲜臭牡丹叶用针密刺，以热米汤泡软后贴患处。

6. 湿疹：臭牡丹叶研末，调温开水涂敷患处。

7. 疮疖：鲜臭牡丹叶适量，冷饭少许，捣烂敷患处。

8. 痈疮：臭牡丹叶研末，调蜂蜜或麻油敷患处。

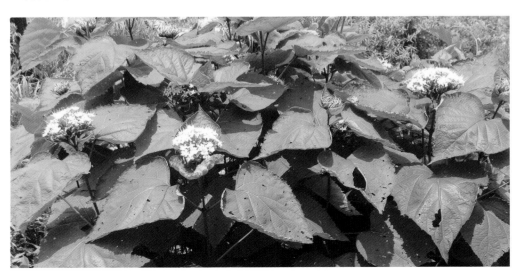

烟叶

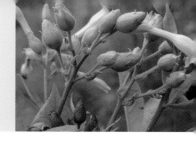

来源：为茄科植物烟草 *Nicotiana tabacum* Linn. 的叶。

【异　　名】烟、烟草、黄烟、野烟、金丝烟、鼻烟、水烟、菸草、土烟、土烟草。

【生长环境】多为栽培。

【采　　收】夏、秋季采收，鲜用或晒干。

【药　　性】味辛，性温，有毒。

【功　　能】杀虫止痒，解毒消肿。

【用法用量】外用：适量，捣烂敷或煎水洗。

【民间验方】1. 湿疹：鲜烟叶、马齿苋各适量，煎水洗患处。

2. 疔疮：鲜烟叶茎秆适量，捣碎，水煎过滤，再熬成膏涂患处。

3. 足癣：烟叶 30 ~ 60 克，用醋浸 3 ~ 5 天，取浸液涂患处。

4. 无名肿毒，对口疮：鲜烟叶适量，酌加红糖，捣烂敷患处；或鲜烟叶适量，红糖少许，捣烂敷患处。

5. 臁疮：鲜烟叶、肥猪肉各 30 克，捣烂敷患处，日换药 2 次。

6. 头癣，白癣，秃疮：烟叶或全草煎水涂拭患处，每日 2 ~ 3 次。

7. 皮肤溃烂：鲜烟叶置热米泔水中烫软贴患处。

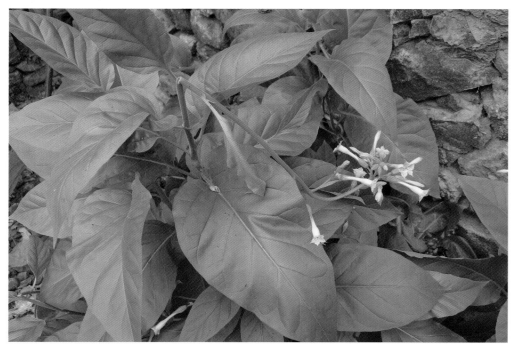

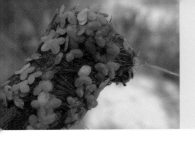

浮萍

来源：为浮萍科植物浮萍 *Lemna minor* L. 的全草。

【异　　名】水萍、藻、萍子草、小萍子、浮萍草、萍、四萍、青萍。

【生长环境】生于池溏、稻田、沟渠或静水中。

【采　　收】夏季采收，鲜用或晒干。

【药　　性】味辛，性寒。

【功　　能】祛风止痒，消肿解毒。

【用法用量】外用：适量，煎水洗或捣烂敷。

【民间验方】1.皮肤瘙痒症：浮萍、苦参、地肤子各30克，花椒15克，薄荷10克，煎水熏洗患处。

2.急性湿疹，皮炎：鲜浮萍、马齿苋各适量，煎水熏洗患处。

3.恶疮痈肿：鲜浮萍适量，煎水熏洗患处。

4.丹毒：鲜浮萍适量，捣烂，调茶油敷患处。

5.粉刺：浮萍研末，调水涂抹患处。

6.荨麻疹：紫背浮萍90～120克，煎水熏洗患处。

7.痈疽发背初起：鲜浮萍适量，捣烂敷患处。

球兰

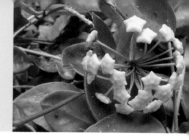

来源: 为萝藦科植物球兰 *Hoya carnosa* (Linn. f.) R. Br. 的叶。

【异　　名】玉叠梅、玉蝶梅、金雪球、石壁梅、壁梅、石梅、雪梅、肺炎草、绣球龙、玉绣球、蜡兰、毬兰。

【生长环境】附生于树上或石上。多为栽培。

【采　　收】全年均可采收，鲜用或晒干。

【药　　性】味微苦，性寒。

【功　　能】清热解毒，散瘀消肿，

【用法用量】外用：适量，捣烂敷。

【民间验方】1. 疔疮：鲜球兰叶适量，酌加蜂蜜，捣烂敷患处。

2. 无名肿毒：鲜球兰叶适量，捣烂敷患处。

3. 痈肿初起：鲜球兰叶适量，酌加冬蜜，捣烂，加热敷患处，日换药2次。

4. 疥疮红肿热痛：鲜球兰叶10片，食盐、冷饭各少许，捣烂敷患处。

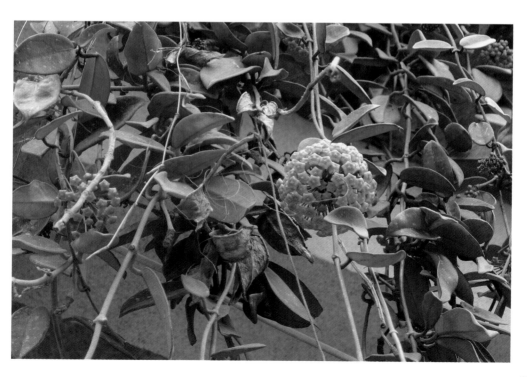

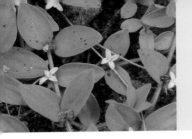

黄毛耳草

来源：为茜草科植物金毛耳草 *Hedyotis chrysotricha* (Palib.) Merr. 的全草。

【异　　名】过路蜈蚣、铺地蜈蚣、行路蜈蚣、霸地蜈蚣、飞天蜈蚣、爬地蜈蚣、行地蜈蚣、蜈蚣草、山蜈蚣。

【生长环境】生于山坡湿地、路旁、山地田埂、林缘。

【采　　收】全年可采，以夏、秋季采为佳，鲜用或晒干。

【药　　性】味微苦，性凉。

【功　　能】清热利湿，解毒消肿。

【用法用量】外用：适量，煎水洗或捣烂敷。

【民间验方】1.带状疱疹：鲜黄毛耳草适量，捣汁，酌加雄黄，调匀涂抹患处。

2.阴囊湿疹：黄毛耳草、马齿苋、大蓟各适量，煎水熏洗患处。

3.蜈蚣咬伤：鲜黄毛耳草、白花蛇舌草各适量，捣烂敷患处。

4.漆过敏：鲜黄毛耳草适量，煎水熏洗患处。

5.痤疮：黄毛耳草、仙鹤草、马齿苋各适量，煎水熏洗患处。

6.无名肿毒：鲜黄毛耳草适量，红糖、酒糟各少许，捣烂敷患处，日换药1次。

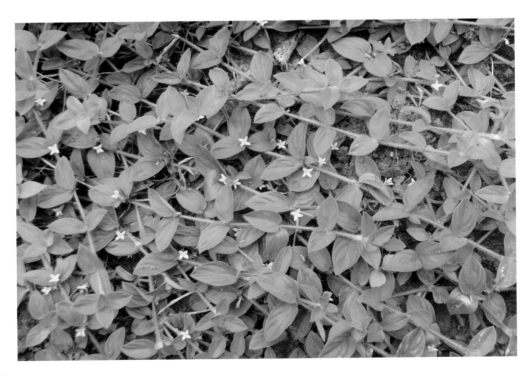

黄蜀葵

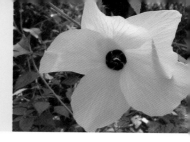

来源：为锦葵科植物黄蜀葵 *Abelmoschus manihot* (L.) Medik. 的叶、花。

【异　　名】侧金盏花、棉花葵、水棉花、假芙蓉、水芙蓉、金花捷报。

【生长环境】生于山谷草丛、田边、荒野、沟旁灌丛间。

【采　　收】夏、秋季采收，鲜用或晒干。

【药　　性】味甘，性寒。

【功　　能】消肿解毒。

【用法用量】外用：适量，捣烂敷或研末调敷。

【民间验方】1.疔疮疖肿：鲜黄蜀葵叶适量，冬蜜少许，捣烂敷患处。

2.痈疽恶疮，无名肿毒：鲜黄蜀葵叶1握，酌加蜂蜜，捣烂敷患处，日换药2次。

3.痈：鲜黄蜀葵叶30克，酌加冬蜜，捣烂敷患处，日换药2次。

4.酒渣鼻：黄蜀葵花晒干研末，加冰片少许，酌加茶油调匀，于每晚睡前涂患处，次晨洗净。

5.秃疮：黄蜀葵花、大黄、黄芩各等量，研末，患处用米泔水洗净后，取药粉调麻油涂抹。

6.烧烫伤：鲜黄蜀葵花置茶油中浸泡，时间越久越好，取油液频涂患处。

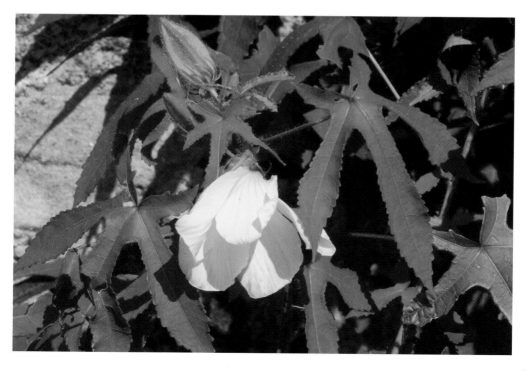

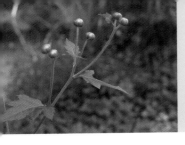

野菊

来源：为菊科植物野菊 *Chrysanthemum indicum* Thunb. [*Dendranthema* indicum (L.) Des Moul.] 的全草、花（野菊花）。

【异　　名】野山菊、路边菊、黄菊仔、野黄菊、鬼仔菊、山菊花、千层菊、黄菊花。

【生长环境】生于山野、荒地、路旁、溪沟边、田边、林缘、村庄周围。

【采　　收】全草全年可采收，花秋、冬季采收，鲜用或晒干。

【药　　性】味苦、辛，性凉。

【功　　能】清热利湿，解毒消肿。

【用法用量】内服：全草 15 ~ 30 克，花 6 ~ 15 克，水煎服。外用：适量，捣烂敷或煎水洗。

【民间验方】1. 甲沟炎：鲜野菊花叶适量，捣烂，与鸡蛋清调匀敷患处，每日换药 1 ~ 2 次。

2. 痈：野菊花、金银花各 30 克，酒水各半煎服；另取鲜野菊花适量，捣烂敷患处。

3. 稻田性皮炎：野菊花、杠板归、千里光各适量，煎水熏洗患处。

4. 蜈蚣咬伤：鲜野菊花适量，捣烂敷患处；症状较重者，另取鲜野菊花 30 克，捣汁服。

5. 疔疮疖肿：野菊花 30 克，水煎服，另取鲜野菊叶适量，捣烂敷患处；或鲜野菊花全草 60 ~ 120 克，捣烂绞汁，开水兑服，渣敷患处；或鲜野菊花叶、生大豆各等量，捣烂敷患处。

6. 指头疗：鲜野菊花叶适量，食盐少许，捣烂敷患处，每日换药 2 ~ 3 次。

7. 面疗：鲜野菊花 30 克，红糖少许，捣烂敷患处。

8. 湿疹，天疱疮：野菊花、黄蜀葵花、一枝黄花各适量，煎水洗患处。

9. 对口疮：鲜野菊花叶适量，雄黄少许，捣烂敷患处。

10. 丹毒：野菊花、芙蓉花叶各等量，研末，调蜂蜜敷患处。

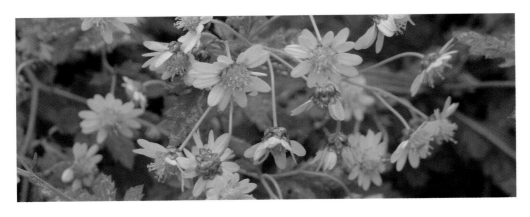

蛇莓

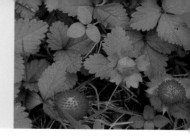

来源：为蔷薇科植物蛇莓 *Duchesnea indica* (Andr.) Focke 的全草。

【异　　名】蚕莓、野杨梅、蛇含草、蛇泡草、地莓、龙吐珠、九龙草、三匹风、三爪龙、疔疮药、小草莓、蛇不见、三叶薦、龙球草、蛇八瓣、老蛇泡、蛇婆、落地杨梅。

【生长环境】生于山坡、田边、路旁、沟沿、菜园、庭院中。

【采　　收】夏、秋季采收，鲜用或晒干。

【药　　性】味甘、淡，性寒，有小毒。

【功　　能】清热解毒，散瘀消肿。

【用法用量】外用：适量，捣烂敷或煎水洗。

【民间验方】1. 皮肤瘙痒症：鲜蛇莓、苦楝叶各适量，食盐少许，捣汁涂患处。

2. 痈疽肿毒：鲜蛇莓、千里光各适量，捣烂敷患处。

3. 疖肿：鲜蛇莓、野菊花、马齿苋、蒲公英各适量，捣烂敷患处。

4. 带状疱疹：鲜蛇莓适量，捣汁调雄黄末涂患处，日涂3~4次。

5. 甲沟炎：鲜蛇莓、凤仙花各适量，酌加米泔水，捣烂敷患处。

6. 湿疹，脓疱疮：蛇莓晒干研末，调麻油搽患处。

7. 化脓性指头炎：鲜蛇莓适量，捣烂，酌加蜂蜜调匀敷患处；或鲜蛇莓、蛇含、马鞭草、天胡荽各等量，捣烂敷患处。

8. 漆过敏：蛇莓适量，煎水熏洗患处。

9. 疔疮疖肿：鲜蛇莓适量，捣烂后用布包裹，置茶油中煮沸片刻，待冷后蘸扑患处。

10. 黄水疮：蛇莓适量，研末，调麻油或茶油涂搽患处。

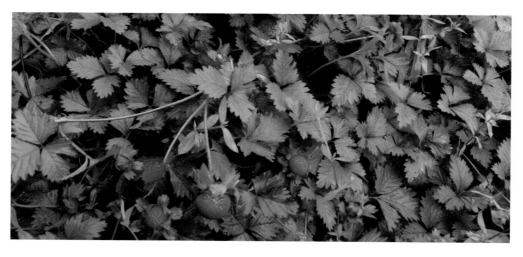

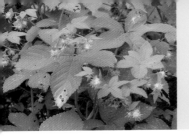

葎草

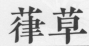

来源：为桑科植物葎草 *Humulus scandens* (Lour.) Merr. 的全草。

【异　　名】勒草、葛葎蔓、葛勒蔓、葛葎草、割人藤、苦瓜藤、锯锯藤、拉拉藤、五爪龙、大叶五爪龙、五爪金龙。

【生长环境】生于荒野、路旁、溪沟边、林缘、村庄周围。

【采　　收】夏、秋季采收，鲜用或晒干。

【药　　性】味甘、苦，性寒。

【功　　能】清热解毒，杀虫止痒。

【用法用量】外用：适量，捣烂敷或煎水熏洗。

【民间验方】1. 痈：鲜葎草适量，酌加红糖，捣烂敷患处。

2. 皮肤瘙痒症：葎草、苍耳草、杠板归各适量，煎水洗患处。

3. 无名肿毒：鲜葎草叶、野菊花叶各适量，捣烂敷患处。

4. 皮炎，湿疹：葎草、一枝黄花各适量，煎水洗患处。

5. 疖肿：鲜葎草、一点红各适量，酌加食盐，捣烂敷患处。

6. 足癣：鲜葎草、苍耳草、羊蹄各适量，捣烂敷患处。

7. 痱子：葎草 30～60 克，石榴皮 15 克，煎水洗患处。

8. 虫蛇咬伤：鲜葎草叶 1 握，雄黄少许，捣烂敷患处。

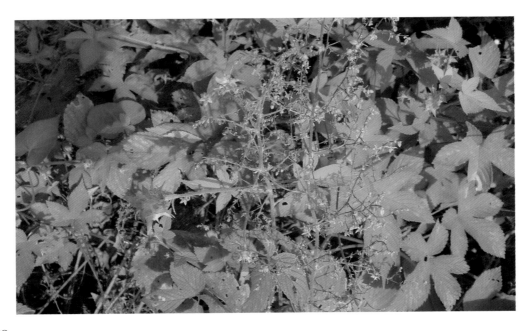

紫花地丁

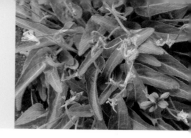

来源：为堇菜科植物紫花地丁 *Viola philipica* Cav. 的全草。

【异　　名】堇堇菜、箭头草、地丁、地丁草、宝剑草、犁头草、紫地丁、辽堇菜、野堇菜、光瓣堇菜。

【生长环境】生于山野、路旁、田埂、荒地、村庄周围。

【采　　收】夏、秋季采收，鲜用或晒干。

【药　　性】味苦、辛，性寒。

【功　　能】清热解毒，凉血消肿。

【用法用量】内服，15～30克，水煎服。外用：适量，捣烂敷。

【民间验方】1.疔疮肿毒：鲜紫花地丁、七星莲各适量，捣烂敷患处。若红肿疼痛甚者，另取鲜紫花地丁250克，水煎服。

2.无名肿毒，指头炎：鲜紫花地丁适量，擂洗米水涂患处。

3.疖肿：鲜紫花地丁、野菊花、半边莲各30克，捣汁服，渣敷患处。

4.甲沟炎：鲜紫花地丁适量，食盐少许，捣烂敷患处。

5.毒蛇咬伤：鲜紫花地丁、半边莲、鬼针草各适量，捣烂敷患处。

6.漆过敏：鲜紫花地丁适量，捣汁搽患处。

7.化脓性指头炎：鲜紫花地丁适量，捣烂敷患处，每日换药2～3次。

8.鸡眼：鲜紫花地丁根、蒲公英根、墙草根各适量，捣烂敷患处，隔3天换1次药。

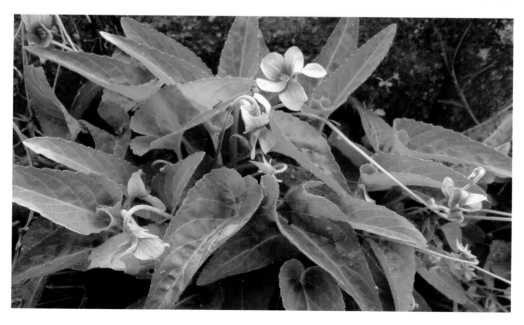

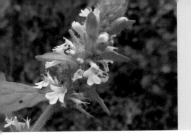

筋骨草

来源: 为唇形科植物金疮小草 *Ajuga decumbens* Thunb. 的全草。

【异　　名】白毛夏枯草、白头翁、散血草、白夏枯草、白毛串、雪里开花、地龙胆、苦草、苦胆草、四季青、四季春、白花苦草。

【生长环境】生于山坡、路旁、田边、沟边、荒地、村庄周围，或栽培。

【采　　收】全年可采，鲜用或晒干。

【药　　性】味苦，性寒。

【功　　能】清热泻火，解毒消肿。

【用法用量】内服：15～30 克，水煎服。外用：适量，捣烂敷或煎水洗。

【民间验方】1.足底脓肿：鲜筋骨草适量，酌加米饭（或少许食盐），捣烂敷患处。

2.痈：鲜筋骨草适量，稀饭少许，捣烂敷患处；或鲜筋骨草 30～60 克，水煎服，另取鲜筋骨草适量，擂米泔水敷患处，每日换药 2～3 次。

3.蜂窝织炎：鲜筋骨草 30～60 克，水煎服，另取鲜筋骨草适量，捣烂敷患处。

4.疖：鲜筋骨草适量，食盐少许，揉烂贴患处。

5.无名肿毒，脓性指头炎：鲜筋骨草适量，食盐少许，捣烂敷患处。

6.毛囊炎：鲜筋骨草适量，食盐、冷饭各少许，捣烂敷患处。

7.疔疮：鲜筋骨草适量，红糖少许，捣烂敷患处。

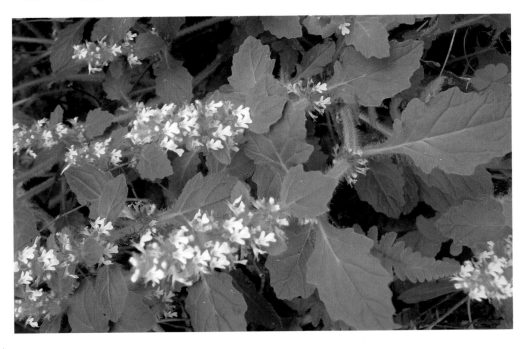

蒲公英

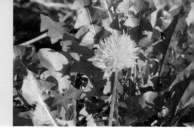

来源：为菊科植物蒲公英 *Taraxacum mongolicum* Hand.–Mazz. 的全草。

【异　　名】凫公英、蒲公草、仆公英、地丁、孛孛丁菜、黄花郎、婆婆丁、白鼓丁、黄花地丁、蒲公丁、黄花草。

【生长环境】生于路边、荒野、田边、村庄周围，或栽培。

【采　　收】春、夏季采收，鲜用或晒干。

【药　　性】味苦、甘，性寒。

【功　　能】清热解毒，消痈散结。

【用法用量】内服：15～30克，水煎服；外用：适量，煎水洗或捣烂敷。

【民间验方】1.疗疮痈肿：鲜蒲公英（或鲜根）50克，鲜一点红、紫花地丁、一枝黄花各30克，水煎服；另取鲜蒲公英适量，捣烂敷患处。

2.沥青皮炎（干性型）：鲜蒲公英适量，煎水，待冷作湿敷。

3.蜂、蝎、毒虫螫伤：鲜蒲公英叶适量，捣汁涂抹患处。

4.甲沟炎：鲜蒲公英适量，捣烂敷患处，每日换药1次。

5.深部脓肿：鲜蒲公英、乌蔹莓根、旱莲草、鸭蛋清各等量，捣烂敷患处。

6.疖疮：鲜蒲公英适量，酌加鸡蛋清，捣烂敷患处。

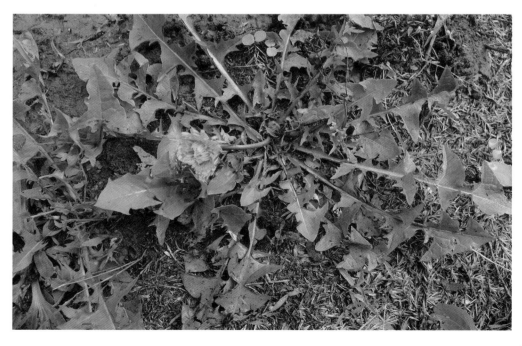

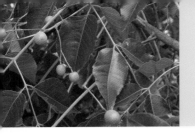

楝叶

来源：为楝科植物楝 *Melia azedarach* Linn. 的叶。

【异　　名】苦楝叶、苦楝树叶。

【生长环境】生于旷野、路旁、溪边、村庄周围，或栽培。

【采　　收】夏、秋季采收，鲜用或晒干。

【药　　性】味苦，性寒，有毒。

【功　　能】杀虫止痒，消肿拔脓。

【用法用量】外用：适量，捣烂敷或煎水洗。

【民间验方】1. 蜈蚣、毒蜂螫伤：鲜苦楝叶适量，捣汁涂患处。

2. 皮肤瘙痒症：鲜苦楝叶适量，煎水洗患处。

3. 癣：鲜苦楝叶适量，捣烂，置米醋中浸泡 7 天后，取液擦患处，日 2～3 次。

4. 湿疹：鲜苦楝叶适量，水煎浸洗患处，连洗数天。

5. 下肢皮炎：鲜苦楝叶及嫩枝和茶饼各适量，煎水洗患处。如溃烂加明矾少许同煎。

6. 脓疱疮：苦楝叶、桉树叶、千里光、水龙各等量，煎水洗患处。

7. 疖肿：鲜苦楝叶适量，捣烂敷患处。

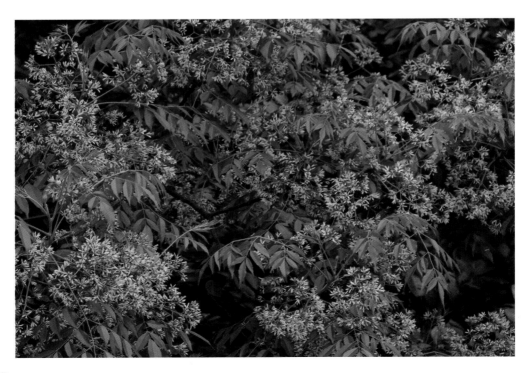

槐叶萍

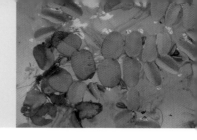

来源：为槐叶萍科植物槐叶萍 *Saluinia nutans* (L.) All. 的全草。

【异　　名】蜈蚣萍、麻藻、边箕萍、蜈蚣藻、水蜈蚣、大鱼萍、马萍、水百脚、大浮萍、槐叶草。

【生长环境】生于池塘、水田中。

【采　　收】夏、秋季采收，鲜用或晒干。

【药　　性】味辛，性寒。

【功　　能】解毒消肿，活血止痛。

【用法用量】15～30克，水煎服；外用鲜品适量，捣烂敷患处。

【民间验方】1.疔疮疖肿：鲜蜈蚣萍适量，捣烂敷患处。

2.湿疹：鲜蜈蚣萍30～60克，水煎服；另取鲜蜈蚣萍适量，煎水洗患处。

3.痈肿初期：鲜蜈蚣萍、一点红、鬼针草、半边莲各等量，捣烂敷患处。

4.多发性脓肿：鲜蜈蚣萍、鬼针草、半边莲、野菊花各适量，捣烂敷患处。

5.指头炎：鲜蜈蚣萍适量，捣烂敷患处。

6.无名肿毒：鲜蜈蚣萍适量，红糖少许，捣烂敷患处。

7.眉疔：鲜蜈蚣萍适量，酌加蜂蜜，捣烂敷患处。

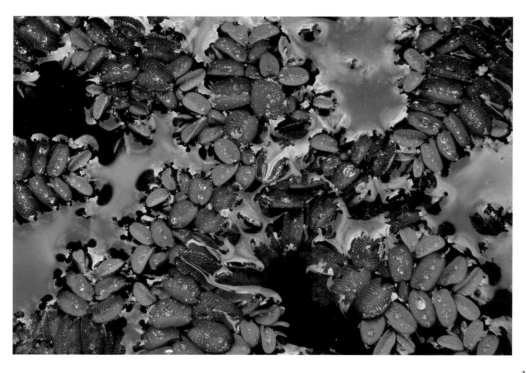

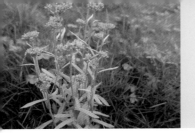

鼠曲草

来源：为菊科植物鼠曲草 *Pseudognaphalium affine* (D,Don.) Arderb.[*Gnaphalium affine* D,Don.] 的全草。

【异　　名】鼠耳、鼠耳草、黄花白艾、佛耳草、米曲、黄花子草、清明香、清明菜、菠菠菜、鼠密艾、粑菜、毛毛头草、糯米饭青、黄花曲草、田艾、绵花菜、棉茧头。

【生长环境】生于路旁、田埂、荒地、菜园，尤以稻田最常见。

【采　　收】春、夏季开花时采收，鲜用或晒干。

【药　　性】味甘，性平。

【功　　能】止痒，解毒消肿。

【用法用量】外用：适量，捣烂敷或煎水洗。

【民间验方】1.阴囊湿疹：鼠曲草、一枝黄花各适量，煎水熏洗患处。

2.湿疹：鲜鼠曲草、田基黄各适量，捣烂敷患处。

3.对口疮：鲜鼠曲草、一枝黄花各适量，蜂蜜少许，捣烂敷患处。

4.无名肿毒：鲜鼠曲草适量，酌加米饭、米醋，捣烂敷患处。

5.皮肤瘙痒症：鲜鼠曲草、辣蓼各适量，食盐少许，捣烂绞汁擦患处。

6.疔疮初起：鲜鼠曲草叶适量，酌加米饭，捣烂敷患处。

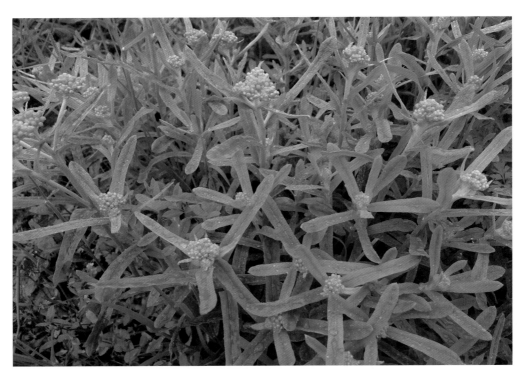

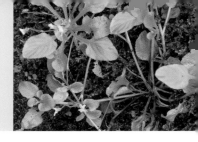

蔓茎堇

来源：为堇菜科植物七星莲 *Viola diffusa* Ging. 的全草。

【异　　名】地白草、白地黄瓜、黄瓜菜、野白菜、地白菜、匍伏堇、伏地堇、天芥菜、蔓茎堇菜、银茶匙。

【生长环境】生于沟边、路边草地、山脚、村庄周围较潮湿肥沃处。

【采　　收】全年均可采收，鲜用或晒干。

【药　　性】味苦、微辛。

【功　　能】清热解毒，消肿排脓。

【用法用量】内服：9～15克，水煎服；外用适量，捣烂敷。

【民间验方】1.指头炎：鲜匍伏堇适量，酒糟或米饭少许，捣烂敷患处。

2.疔疮痈肿：鲜匍伏堇30克，水煎服；另取鲜匍伏堇适量，酌加米泔水，捣烂敷患处。

3.带状疱疹：鲜匍伏堇适量，雄黄末少许，捣烂敷患处，日换药1次。

4.无名肿毒：鲜匍伏堇、紫花地丁、地锦草各等量，捣烂敷患处，日换药2次；或匍伏堇、紫花地丁各适量，晒干，研末，调蜂蜜涂敷患处。

5.疮毒：鲜匍伏堇适量，捣烂敷患处。

6.甲沟炎：鲜匍伏堇适量，食盐少许，捣烂敷患处。

7.接触性皮炎，臁疮：鲜匍伏堇适量，捣烂，以纱布包裹，置老茶油中煮沸，取出稍晾，蘸搽患处。

8.痈疖（已成脓者）：鲜匍伏堇、千里光叶各适量，捣烂敷患处，每日换药1次。

9.痈初起：鲜匍伏堇适量，葱头数枚，酌加红糖，捣烂敷患处。

10.疮疖：匍伏堇、紫花地丁各适量，研末，调茶油敷患处。

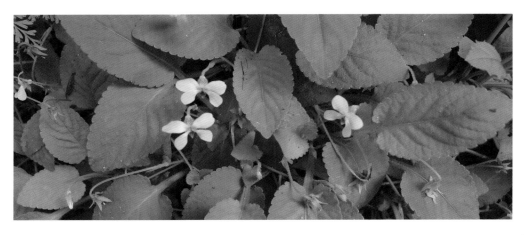

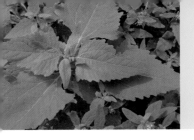

豨莶

来源：为菊科植物豨莶 *Siegesbeckia orientalis* L. 的全草。

【异　　名】火莶、猪膏草、希仙、虎莶、黄花草、粘糊菜、黄猪母、粘强子、猪冠麻叶、老陈婆。

【生长环境】生于路旁、旷野、山坡、灌丛、林缘、村庄周围。

【采　　收】夏、秋季采收，鲜用或晒干。

【药　　性】味苦、辛，性微寒，有小毒。

【功　　能】清热解毒，杀虫止痒。

【用法用量】内服：9～15克，水煎服。外用：适量，捣烂敷或煎水洗。

【民间验方】1. 小儿头疮、疔疖：豨莶根10克，瘦猪肉适量，水炖服；另取豨莶适量，煎水洗患处。

2. 荨麻疹：鲜豨莶30～60克，水煎服；另取鲜豨莶叶适量，煎水熏洗。

3. 皮肤瘙痒症：豨莶、苦楝叶、一枝黄花各适量，煎水洗浴。

4. 痈肿：鲜豨莶适量，红糖少许，捣烂敷患处。

5. 湿疹，疥疮：豨莶30克，水煎服；另取豨莶适量，食盐少许，水煎洗患处。

6. 癣：鲜豨莶叶适量，揉烂搽患处。

7. 疔疮肿毒：鲜豨莶叶适量，食盐少许，捣烂敷患处。

8. 急性脓疱疮：鲜豨莶叶适量，捣烂敷患处。

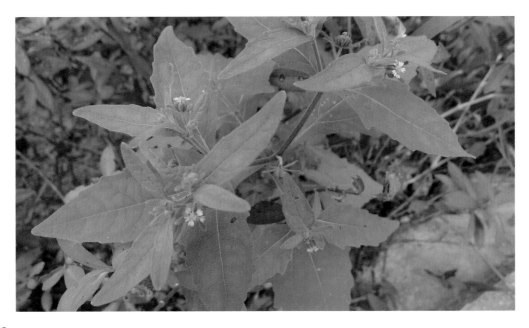

瘦风轮菜

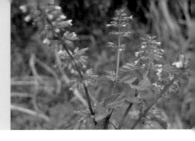

来源：为唇形科植物细风轮菜 *Clinopodium gracile* (Benth.) Kuntze 的全草。

【异　　名】剪刀草、玉如意、野薄荷、野仙人草、节节花、塔花、细密草、箭头草、瘦风轮。

【生长环境】生于荒地、路旁、山坡、沟边、草地、菜园。

【采　　收】夏、秋季采收，鲜用或晒干。

【药　　性】味苦、辛，性凉。

【功　　能】清热解毒。

【用法用量】内服：15 ~ 30 克，水煎服；外用：适量，捣烂敷或煎水洗。

【民间验方】1.过敏性皮炎：瘦风轮菜、一枝黄花各适量，煎水熏洗患处。

2.无名肿毒：鲜瘦风轮菜适量，食盐少许，捣烂敷患处。

3.痈疽疮疖：鲜瘦风轮菜30 ~ 60 克，鲜千里光15 ~ 30 克，水煎服；另取鲜全草适量，捣烂敷患处。

4.风疹：鲜瘦风轮菜适量，炒热，加入甜酒少许，揉成团，擦患处。

5.毛囊炎，蜂窝织炎：鲜瘦风轮菜、鱼腥草、千里光叶各等量，酌加食醋，捣烂敷患处，日换药 2 次。

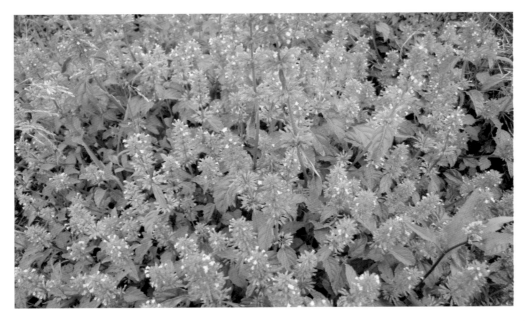

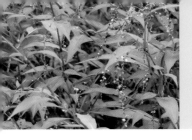

辣蓼

来源：为蓼科植物水蓼 *Persicaria hydropiper* (L.) Spach 的全草。

【异　　名】蓼、辣蓼草、柳蓼、川蓼、红蓼子草、白辣蓼、胡辣蓼、辣子草、红辣蓼、水辣蓼。

【生长环境】生于田野水边、溪沟边、河滩及路旁阴湿处。

【采　　收】夏、秋季采收，鲜用或晒干。

【药　　性】味辛、苦，性微温，有小毒。

【功　　能】解毒祛湿，散瘀消肿，杀虫止痒。

【用法用量】外用：适量，捣烂敷或煎水洗。

【民间验方】1. 湿疹：辣蓼、杠板归、马齿苋、一枝黄花各适量，煎水洗患处；或辣蓼叶晒干研末，调麻油涂患处。

2. 手足癣：辣蓼、马齿苋、苦楝皮各适量，酌加食盐，煎水洗患处。

3. 皮肤瘙痒症：辣蓼、野艾、杠板归、土荆芥各适量，煎水洗患处。

4. 皮肤瘙痒，搔之流水：辣蓼 90 克，筋骨草 30 克，千里光 50 克，煎水洗患处。

5. 稻田性皮炎：鲜辣蓼、旱莲草各适量，煎水洗患处。

6. 无名肿毒：鲜辣蓼嫩尾适量，酌加食盐或红糖，捣烂敷患处。

7. 气性坏疽：鲜辣蓼适量，食盐少许，捣烂敷患处。

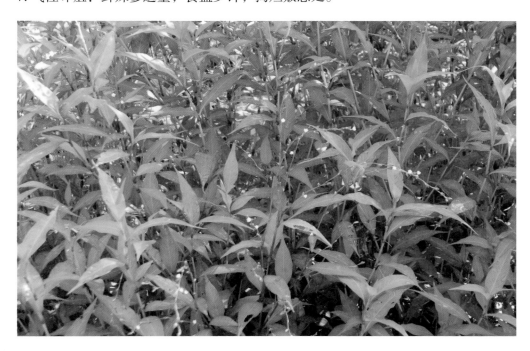

赛葵

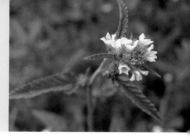

来源：为锦葵科植物赛葵 *Malvastrum coromandelianum* (Linn.) Garcke 的叶。

【异　　名】黄花棉、山黄麻、山桃仔、苦麻赛葵、黄花如意、黄花草、黄花虱麻头。

【生长环境】生于山坡、路旁、旷野、村庄周围。

【采　　收】夏、秋季采，鲜用或晒干。

【药　　性】味甘，性平。

【功　　能】解毒消肿。

【用法用量】外用：适量，捣烂敷。

【民间验方】1.疔、疖：鲜赛葵叶适量，酌加冬蜜，捣烂敷患处。

2.痈肿：鲜赛葵叶、木芙蓉叶各适量，捣烂敷患处。

3.对口疮：鲜赛葵叶、野菊花各适量，冷饭少许，捣烂敷患处；或鲜赛葵叶适量，捣烂敷患处。

4.疮疖：鲜赛葵叶、一点红各适量，捣烂敷患处。

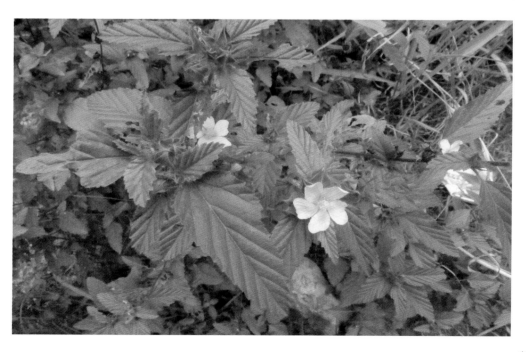

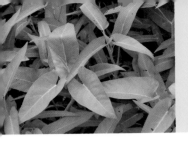

蕹菜

来源：为旋花科植物蕹菜 *Ipomoea aquatica* Forsk. 的全草。

【异　　名】蕹、瓮菜、空心菜、空筒菜、无心菜、水雍菜。

【生长环境】多为栽培。

【采　　收】春至秋季采收，多鲜用。

【药　　性】味甘，性平。

【功　　能】清热解毒，杀虫止痒。

【用法用量】外用：适量，捣烂敷或煎水洗。

【民间验方】1.痱子：鲜空心菜茎叶适量，水煎沐浴。

2.带状疱疹：鲜空心菜茎（去叶）适量，置瓦片上焙干呈黑色，研末，调茶油涂患处。

3.漆性皮炎：鲜空心菜适量，食盐少许，捣烂擦患处。

4.皮肤湿痒：鲜空心菜适量，水煎数沸，候微温洗患处。

5.蜈蚣咬伤：鲜空心菜适量，食盐少许，搓烂擦患处。

6.疔疮：鲜空心菜适量，酌加红糖，捣烂敷患处。

7.疮毒红肿：鲜空心菜叶适量，捣烂敷患处。

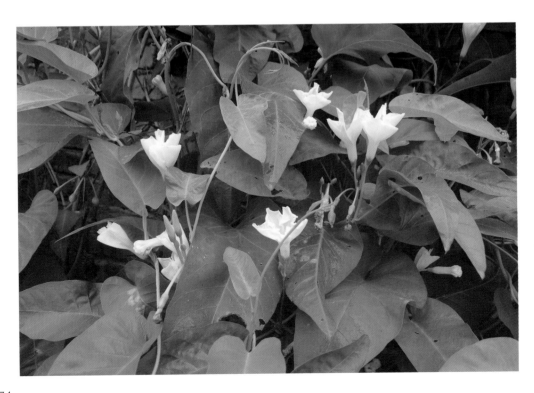

爵床

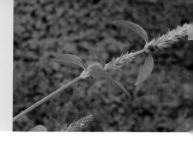

来源：为爵床科植物爵床 *Rostellularia procumbens* （L.）Nees 的全草。

【异　　名】香苏、赤眼、蜻蜓草、鼠尾红、瓦子草、六角仙、麦穗癀、麦穗红、观音草、四季青、野万年青、假辣椒、野辣椒草、辣椒子草、六角英、癫子草。

【生长环境】生于旷野草丛、路旁、水沟边或园边较阴湿处。

【采　　收】夏、秋季采收，鲜用或晒干。

【药　　性】味苦、咸、辛，性寒。

【功　　能】清热解毒，活血止痛。

【用法用量】内服：15～30克，水煎服。外用：适量，捣烂敷或煎水洗。

【民间验方】1.痈肿疮毒：鲜爵床适量，米饭少许，捣烂敷患处；另取鲜爵床250～500克，绞汁服。

2.蛇头疔：爵床30克，饭粒少许，红糖适量，捣烂敷患处。

3.无名肿毒，甲沟炎：鲜爵床适量，红糖少许，捣烂敷患处。

4.疔疖：鲜爵床、紫花地丁各适量，饭粒少许，捣烂敷患处。

5.带状疱疹：鲜爵床适量，捣汁，加入雄黄末少许，调匀涂抹患处，日数次。

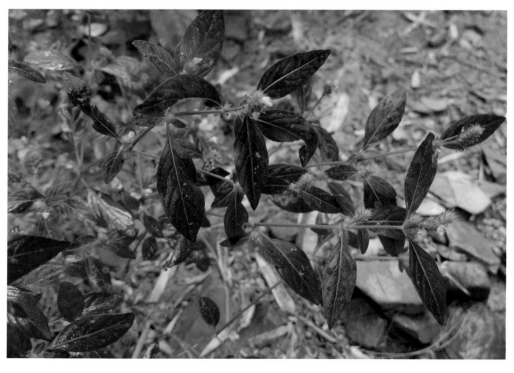

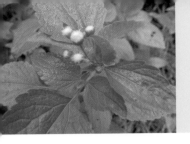

藿香蓟

来源：为菊科植物藿香蓟 *Ageratum conyzoides* Sieber ex Steud.[*A.conyzoides* L.] 的全草。

【异　　名】胜红蓟、脓泡草、白毛苦、臭草、白花臭草、白花草、消炎草、胜红药、咸虾花、臭炉草。

【生长环境】生于荒野、田间、路旁、沟边、村庄周围。

【采　　收】夏、秋季采收，鲜用或晒干。

【药　　性】味辛、微苦，性凉。

【功　　能】消肿解毒。

【用法用量】内服：15～30克，水煎服；外用：适量，捣烂敷或煎水洗。

【民间验方】1.痈肿：鲜藿香蓟叶适量，食盐少许，捣烂敷患处。

2.下肢溃疡：患处先用鲜大叶桉叶煎出液清洗后，取鲜藿香蓟适量，酌加红糖，捣烂敷患处，日换药1～2次。

3.湿疹：鲜藿香蓟适量，煎水洗患处；或患处先涂一些老茶油，再撒上藿香蓟粉末即可。

4.皮肤瘙痒：藿香蓟20克，水煎服；另取藿香蓟适量，煎水洗患处。

5.脚癣：鲜藿香蓟叶适量，捣烂敷患处。

6.痈疽肿毒：鲜藿香蓟适量，酸饭粒、食盐各少许，捣烂敷患处。

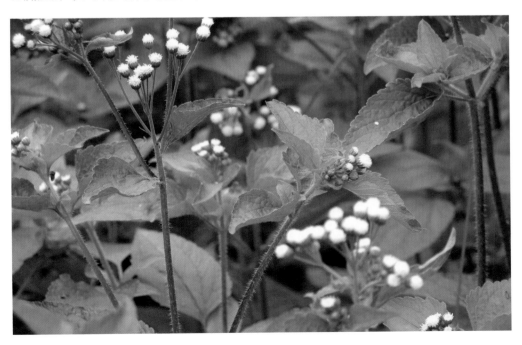

蘋

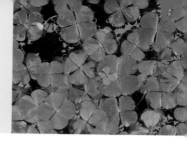

来源：为蘋科植物蘋 *Marsilea quadrifolia* L. 的全草。

【异　　名】大萍、四叶菜、田字草、破铜钱、四眼草、四叶草、夜合草、萍、水对草、四瓣草、夜关门、水浮钱、十字草、水对菜、青萍、田荠、四叶萍

【生长环境】多生于水田、沟渠、池塘中。

【采　　收】春至秋采收，鲜用或晒干。

【药　　性】味甘、淡，性凉。

【功　　能】清热解毒。

【用法用量】外用：适量，捣烂敷。

【民间验方】1.疔疮肿痛：鲜蘋适量，冷饭或食盐少许，捣烂敷患处，日换药2～3次。

2.多发性毛囊炎：鲜蘋适量，捣烂绞汁，酌加雄黄末调敷患处。

3.疔疖：鲜蘋、野菊花各适量，捣烂敷患处。

4.痈疖疔毒：鲜蘋、一点红、紫花地丁各适量，捣烂敷患处。

5.热毒疮肿：鲜蘋适量，捣烂敷患处。

6.多发性脓肿：鲜蘋、槐叶萍、半边莲、鬼针草各等量，捣烂敷患处。

7.对口疮：鲜蘋30～60克，冰糖15克，捣烂敷患处。

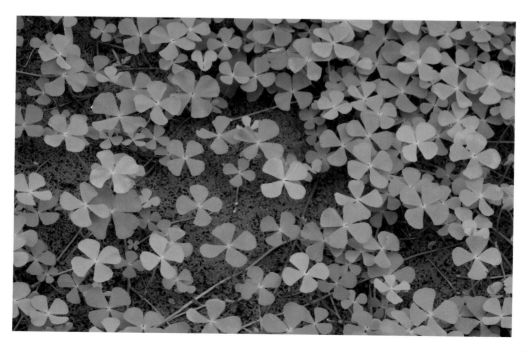

参考文献

[1] 程波 . 皮肤病图谱：自诊自疗 [M]. 北京：化学工业出版社 ,2018.

[2] 赵辨 . 中国临床皮肤病学 [M].2 版 . 南京：江苏科学技术出版社 ,2017.

[3] 李日庆 . 中医外科学 [M]. 北京：中国中医药出版社 ,2007.

[4] 李斌 , 陈达灿 . 中西医结合皮肤性病学 [M]. 北京：中国中医药出版社 ,2017.

[5] 邓丙戌 . 皮肤病中医外治学 [M]. 北京：科学技术文献出版社 ,2008.

[6] 刘红霞 . 皮肤病中医外治技法 [M]. 北京：人民军医出版社 ,2012.

[7] 梁汉丹 , 廖国俊 . 皮肤病中医特色疗法 [M]. 北京：人民军医出版社 ,2013.

[8] 禤国维 . 皮肤性病中医治疗全书 [M]. 广州：广东科技出版社 ,1996.

[9] 李斌 , 强燕 . 中西医结合皮肤性病临床手册 [M]. 北京：科学出版社 ,2017.

[10] 李世文 , 康满珍 . 当代皮肤性病科妙方 [M]. 北京：人民军医出版社 ,2011.

[11] 赵学义 . 皮肤病 [M]. 北京：科学出版社 ,2011.

[12] 闫小宁 , 赵连皓 . 皮肤病中医特色诊疗 [M]. 西安：世界图书出版公司 ,2017.

[13] 朱学骏 , 顾有守 , 王京 . 实用皮肤病性病治疗学 [M]. 北京：北京大学医学出版社 ,2017.

[14] 张学军 , 郑捷 . 皮肤性病学 [M]. 北京：人民卫生出版社 ,2018.

[15] 杨志波 , 范瑞强 , 邓丙戌 . 中医皮肤性病学 [M]. 北京：中国中医药出版社 ,2010.

[16] 高学敏 . 中药学 [M]. 北京：中国中医药出版社 ,2007.

[17] 陈贤丰 . 性病和皮肤病的防治 [M]. 广州：华南理工大学出版社 ,2001.

[18] 夏应魁 , 乌·乌日娜 , 马振友 . 皮肤病中医方剂制剂手册 [M]. 西安：陕西科学技术出版社 ,2016.

图书在版编目（CIP）数据

常见皮肤病中草药外治 / 三明市卫生健康委员会，三明
市皮肤病医院编 . —福州：福建科学技术出版社，2021.6
　ISBN 978-7-5335-6475-9

　Ⅰ . ①常… Ⅱ . ①三…②三… Ⅲ . ①皮肤病 - 中药疗法
Ⅳ . ① R275

　中国版本图书馆 CIP 数据核字（2021）第 090552 号

书　　　名　**常见皮肤病中草药外治**
编　　　者　三明市卫生健康委员会　三明市皮肤病医院
出版发行　福建科学技术出版社
社　　　址　福州市东水路76号（邮编350001）
网　　　址　www.fjstp.com
经　　　销　福建新华发行（集团）有限责任公司
印　　　刷　福建新华联合印务集团有限公司
开　　　本　720毫米×1020毫米　1/16
印　　　张　12
字　　　数　206千字
版　　　次　2021年6月第1版
印　　　次　2021年6月第1次印刷
书　　　号　ISBN 978-7-5335-6475-9
定　　　价　98.00元

书中如有印装质量问题，可直接向本社调换